皮内针疗法

朱瑜琪　杨　坤　编著

中国中医药出版社

·北　京·

图书在版编目（CIP）数据

皮内针疗法/朱瑜琪，杨坤编著．—北京：
中国中医药出版社，2020.8（2025.3 重印）
ISBN 978-7-5132-6219-4

Ⅰ．①皮⋯　Ⅱ．①朱⋯ ②杨⋯　Ⅲ．①埋针　Ⅳ．①R245.31

中国版本图书馆 CIP 数据核字（2020）第 077342 号

中国中医药出版社出版

北京经济技术开发区科创十三街 31 号院二区 8 号楼
邮政编码　100176
传真　010-64405721
北京盛通印刷股份有限公司印刷
各地新华书店经销

开本 710×1000　1/16　印张 12.25　字数 190 千字
2020 年 8 月第 1 版　2025 年 3 月第 4 次印刷
书号　ISBN 978-7-5132-6219-4

定价　58.00 元
网址　www.cptcm.com

服 务 热 线　010-64405510
购 书 热 线　010-89535836
维 权 打 假　010-64405753

微信服务号　zgzyycbs
微商城网址　https：//kdt.im/LIdUGr
官 方 微 博　http：//e.weibo.com/cptcm
天猫旗舰店网址　https：//zgzyycbs.tmall.com

《皮内针疗法》
作者简介

朱瑜琪　教授，主任医师，硕士研究生导师。中国中医科学院眼科医院骨科主任，擅长脊柱、骨关节退行性疾病的中医特色诊治。任中华中医药学会科普专家、中国民间中医医药研究开发协会骨伤分会副会长、中国中医药研究促进会骨伤科分会常委、中华中医药学会运动医学分会常委、中国民族医药学会科普分会常务理事、世界中医药学会联合会骨关节疾病专业委员会常务理事、中国针灸学会皮内针专业委员会常委。先后荣获第七届"首都十大健康卫士"提名奖、第三届中央人民广播电台"京城好医生"、全国第四届医药卫生界"生命英雄"等荣誉称号。

杨　坤　北京楚珩医疗科技有限公司创始人，专注新中医领域，致力于中医适宜技术的产品创新及技术推广。毕业于贵州中医药大学，先后在清华大学医疗器械 EMBA 班、北京大学商帅企业管理 EMBA 研修班、北京中医药大学中医药大健康产业总裁高级研修班进修。任世界针灸学会联合会委员、中国中医药研究促进会青年医师分会常务理事。

序

　　2020 年新年元旦之际，承蒙中国中医科学院眼科医院朱瑜琪主任医师送阅《皮内针疗法》一稿。人说新年新气象，一览书稿，果真有新的气象。作者是一位倾心于中医针灸临床与研究的知名医师，其数十年临床研究的积累化成文稿的丰富内容，字里行间是皮内针临床应用与操作技术的呈现，是一份对中医针灸的挚爱与奉献的笔墨展示，更是一份长期积累的皮内针应用与研究的知识与心血的荟萃！

　　此份书稿让我思绪飘远，从皮内针的影形到皮内针刺入皮肤瞬间的想象，到与经脉相关的络脉气血衍化与调节的机理，这些内容带着我探寻皮内针的理论之根，溯源医典之宗。若论其根其宗，那便是《黄帝内经》，它在中医悠长历史长河的夜空下，似皎月东升，星光灿烂，万古亘亮！在《黄帝内经》这棵医树种子数千年的播撒与繁衍下，诞生了于理则医理纷呈，于法则道法无穷，于形则针形百态！而皮内针则是在中医针灸理论阳光沐浴下的一枝茁壮生长的小树与奇葩！

　　数十年来，我及我的同辈们学习诸理诸法，在《黄帝内经》的教诲与熏陶下学习成长；几百年来，我的师长前辈们精研医理，探究医术，也是在《黄帝内经》深邃的理论指导下业医成名；几千年来，历朝各代中医学家穷极医源，博采众长，更是在《黄帝内经》博大思想指引下成就斐然……今之《皮内针疗法》，也是基于《黄帝内经》理论应用研究，是一部验之于临床、验之于实践、验之于皮部、验之于诸病的力作！如果说，古今基于研习《黄帝内经》诞生了浩如烟海、数不胜数的医学著作与技法专著的话，那么，在朱瑜琪主任医师《皮内针疗法》著作里，我则是感觉到了别样的思维、独特的理解，读来清新自然，条分缕析，周全细腻，平实切用。

此时此刻，书稿中源自经典的浓郁醇香、油墨的飘逸清香，和着己亥年腊月寒梅清香……一股浓郁合成的香气扑鼻而来，沁人肺脾。仔细阅读此本佳作，这一行行与皮内针相关的文字，闪耀着《内经》九针新用的光耀，一种种皮内针应用方法阐述，展示着作者的感悟匠心，也使我神游书里，目凝针术，沉醉其中……

中医针灸临床将皮内针疗法称为埋针法，是将麦粒状或图钉状等的特制微型细小型针具刺入表皮较浅穴位或部位，并在皮肤上加以固定的方法。皮肤针疗法有五大优点：其一，长时间留针，给皮部以微弱而持久的刺激；其二，针具微型细小，针刺与留针时少痛或不痛；其三，留针治疗，无碍于生活和工作；其四，针刺较浅，无伤深层组织；其五，吻合中西医理论。中医认为皮肤是经络所属之皮部，络脉与浮络、孙络之所在，针虽在皮，却内调于经脉，内应于脏腑；西医认为皮肤是人体最大器官，皮肤针治皮，就是作用在人体最大、应用最广的器官，予以调整，治疗的病种广泛，疗效肯定。

正如本书作者总结，皮内针奠基于《黄帝内经》，其人体生理、病理、诊断、治疗等理论皆是皮内针疗法的理论基础；经络循行、十二皮部及卫气理论、腧穴、针刺方法等是皮内针疗法专业基础；《黄帝内经》完备的浅刺法理论、针具、刺法以及应用论述奠定了皮内针法浅刺于皮肤的临床基础。十二皮部是十二经脉及其络脉功能活动反映于体表的部位，皮内针浅刺可从外治内，从皮治气治血，治筋治骨，治脏治腑，是最有效的方法之一。人体绝大多数疾病是六淫外袭，或由表入里，或是由内达表。正如《素问·皮部论》云："皮者脉之部也，邪客于皮则腠理开，开则邪客于络脉；络脉满则注于经脉；经脉满则入舍于腑脏也。故皮者有分部，不与而生大病也。"因此，通过用皮内针等浅刺法刺激皮部，通过皮部影响经络系统，达到治疗的目的，其临床意义非常之大。故取皮内针从皮部而治也是最简捷的针刺治法之一。

《灵枢·九针论》中记载了九种针具。其中镵针、员针、锃针、毫针都是可用于浅刺的工具。《灵枢·官针》："病在皮肤无常处者，取以镵针于病所。"《灵枢·九针论》云："毫针，取法于毫毛，长一寸六分，主寒热痛痹在络也。"这说明镵针、毫针是治疗邪在皮肤以及表浅络脉的针具。在九针中用于浅刺的针具占较大比例。现今诸如皮内针这样细小的针具的发明，是对《内经》九针针具的进一步发展与应用，也是《内经》针具针法的主要学术思想之一。《内经》浅刺方法中的浮刺、毛刺、扬刺、半刺等为皮内针疗法提供了应用范例与学术指导。如《灵枢·官针》云："浮刺者，傍入而刺之，以治肌急而寒者也。""毛刺者，刺浮痹皮肤者也。""半刺者，浅内而疾发针，无针内伤，如拔毛状，以取皮气，此肺之应。"《灵枢·小针解》曰："浅浮之病，不欲深也，深则邪气从之入。"这说明《内经》对于浅刺针法及从皮治病的重视。正是基于《内经》相关理论与学术思想为主，加上对后世相关内容载述，作者特从皮内针角度编著此书。因此，本书具有很好的临床意义。

在前述内容的基础上，本书还对现今有关皮内针标准规范、应用范围、疗效评价等方面作了更全面的梳理及记载，使得内容更加全面、新颖，切合实用。细览书稿，本书有四个特色，即中医理论特色、临证辨治特色、针刺应用特色、皮部诊治特色。

全书分为上下两篇，每篇九章，结构紧凑，内容丰满，经典研究较深，中医理论扎实，观点翔实独到，结构编排合理，写作详略得当，文字平实流畅，内容诸家并陈，古今论说兼收，机圆法活共融，通篇浑然一体，针法纳新工稳，切合实际应用。

《皮内针疗法》无论是从临床实用性，还是从学术的深广度来考量，都是一本集专业性、学术性、实用性、参考性于一体的皮内针疗法的好书。值得一读一用。

值此岁末年首，庚子年春节至临，承蒙赐稿，览赏在先，先睹为快，阅后欣然，乐作此序，谨作敬意！

中央保健会诊专家　国家级名老中医
中国中医科学院针灸研究所博士生导师　**吴中朝**
中国中医科学院针灸医院主任医师

2020 年 1 月 9 日于北京

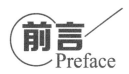

前言
Preface

　　皮内针疗法又称为埋针法，是将特制的小型针具固定于腧穴部位的皮内并较长时间留针，对穴位产生持续刺激以治疗疾病的方法，它是针灸技术的一种，是依据浅刺法和针刺留针发展而来。中医浅刺法历史悠久，最早可追溯到《黄帝内经》的成书时期，后经历代医家补充完善，发展提高，形成体系。在此基础上，由日本医家赤羽幸兵卫研制出皮内针特殊针具，后经我国医家承淡安先生仿制并改进，使更加方便的撤针得以面世。中华人民共和国成立后，皮内针针具得到进一步的规范，国家中医药管理局发布了皮内针的医药行业器械标准和皮内针技术操作规范。随后中华人民共和国国家质量监督检验检疫总局、中国国家标准化管理委员会也发布了皮内针技术操作规范的国家标准，从而推动了行业的发展，也更加规范有效地促进了皮内针的临床运用。

　　皮内针疗法是中医适宜技术的优秀代表，具有操作简便、安全省时、动态留针、累积效应、适应面广、副作用少、疗效显著、患者易于接受等特点，不仅适用于临床，也可实现患者在医师指导下自行操作。随着《中华人民共和国中医药法》的颁布实施，中医药发展驶上快车道，作为中医适宜技术的皮内针疗法以其独特的优势，将在疾病治疗中发挥越来越大的作用，应用前景十分广阔。

　　经过对历代文献资料的整理，结合临床工作经验积累，编者发现皮内针疗法治疗病种涵盖临床各科。故为满足临床实践需求，实现皮内针疗法爱好者全面了解皮内针疗法的愿望，特编著此书。本书共分上下两篇各九章，上篇着重介绍皮内针疗法的发展历史、理论基础、治疗原理和作用、常用穴位及主治、国家标准、操作规范、意外情况防范与处理、适应证、禁忌证及注意事项和皮内针疗法的现代研究等内容，下篇按照内科病症、外科病症、骨科病症、妇产科病症、儿科病症、五官科病症、皮肤科病症、精神病症、慢性痛症等顺序依次对遴选出的80余个具有代表性的病种，按照穴位选择、并用疗法、疗程、取穴意义和出处等内容予以详细介绍，将专业性和可读性融为一体。

由于我们时间和精力所限，不足之处在所难免，特别是随着中医"传承精华，守正创新"的发展，会有更多病症的皮内针疗法治疗优势显现出来，恳请广大读者指正，以利修订完善和提高。

本书在编写过程中，中国针灸学会皮内针专业委员会、中华中医药学会运动医学分会、中国中医药研究促进会青年医师分会、中国民间中医医药研究开发协会骨伤科分会的领导和专家提出了宝贵的意见，得到了作者所在单位领导和科室同仁的极大关照和帮助，做了大量不计名利的工作，中国中医药出版社也给予了巨大支持，特此一并表示深切的谢意！

编　者
庚子年端月

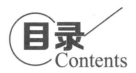

目录
Contents

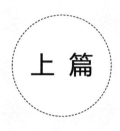

上 篇

基础知识（总论）

第一章　皮内针疗法的起源与发展

　　皮内针疗法又称埋针法，是以特制的小型针具刺入并固定于穴位表皮较浅部位，是一种较长时间持续埋藏治疗的方法，与古代"静以久留"的意义相似，其作用是给予皮部以微弱而较长时间的刺激，其历史源远流长。该法奠基于《内经》，发展于两晋，成熟于元明，新生于中华。

一、奠基于《内经》

　　《黄帝内经》简称《内经》，分《灵枢》《素问》两部分，是中国最早的医学典籍，传统医学四大经典著作之一。该著作奠定了人体生理、病理、诊断以及治疗理论基础，是我国传统医学史上影响极大的一部著作，被称为医之始祖。书中对经络的循行和病候、腧穴、针灸方法等均进行了比较详细的论述。作为浅刺法的起源，《内经》对浅刺法的理论、针具、刺法以及应用范围论述较为完备，奠定了浅刺法的基础。

　　十二皮部及卫气理论　《内经》中十二皮部及卫气理论是浅刺法的理论基础。十二皮部是十二经脉功能活动反映于体表的部位，居于人体的最外层，是机体的卫外屏障。浅刺法是以经络理论为依据，以刺激十二经皮部为主的一种治疗方法。《素问·皮部论》云："皮者脉之部也，邪客于皮则腠理开，开则邪客于络脉；络脉满则注于经脉；经脉满则入舍于腑脏也。故皮者有分部，不与而生大病也。"因此，用皮内针等浅刺法可刺激皮部，通过皮部影响经络系统以达到治疗疾病的目的。《素问·痹论》曰："卫者，水谷之悍气也，其气慓疾滑利，不能入脉也，故循皮肤之中，分肉之间……"由于"卫气先行皮肤，先充络脉"，故浅刺可调节人体之卫气，以起到护卫肌表、抗御外邪、滋养腠理、启闭汗孔等作用。

　　九针　在针具方面，《灵枢·九针论》中记载了九种针具。如以针刺深浅来划分，九针中除锋针、铍针、员利针、长针和大针之外，其余四种即镵针、员针、锓针、毫针都是可用于浅刺的工具。如《灵枢·官针》云："病在皮肤无常处者，取以镵针于病所。"《灵枢·九针论》云："毫针，取法于毫毛，长一寸六分，主寒热痛痹在络也。"这说明镵针、毫针是治疗邪在皮肤以及表浅之络脉的针具。从九针看其用于浅刺的针具占较大比例，大概与当时社会生产力低下，古人尚未能制出较为细小的针具有一定关系。

浅刺　从刺法上，《内经》初步总结出五种浅刺方法，分别为"浮刺、毛刺、扬刺、半刺、直刺"。如《灵枢·官针》中"浮刺者，傍入而刺之，此治肌急而寒者也"，这是从患处的旁侧进行浅刺治疗寒性的肌肉痉挛；"毛刺者，刺浮痹皮肤者也"，意即通过浅刺皮肤表面以治疗浮表痹证；"扬刺者，正内一，傍内四，而浮之，以治寒气之搏大也"指多针浅刺，以扬散浮浅之邪；"半刺者，浅内而疾发针，无针伤肉，如拔毛状，以取皮气，此肺之应"是用浅刺治疗肺所主相关疾病的一种方法；"直针刺者，引皮乃刺之，以治寒气之浅者也"是用挟持押手，将患处皮肤提起，然后将针沿皮刺入，治疗寒邪痹病稽留于肌表的浅刺方法。此皆为通过刺激人体表浅部位而起到治疗目的的针刺方法。

对于浅刺法的应用范畴，《内经》中也有初步总结。如《灵枢·小针解》曰："浅浮之病，不欲深刺也，深则邪气从之入。"这说明对于病位较浅之疾宜浅刺。《灵枢·阴阳清浊》："刺阳者，浅而疾之。"《灵枢·邪气脏腑病形》亦云："刺缓者，浅内而疾发针，以去其热。"这表明浅刺法可以治疗阳热之证，起到清热透邪之功。可见对于病在肌表的阳热之证，《内经》均是以浅刺为主要手段。

二、发展于两晋

西晋著名医家皇甫谧将《素问》《灵枢》和《明堂孔穴针灸治要》的针灸内容汇而为一，编撰成《针灸甲乙经》，它是继《内经》之后对针灸学发展的又一重要贡献。《针灸甲乙经》作为一部承前启后的针灸专著，对皮部、络脉、筋经、卫气相关理论及浅刺腧穴进行归纳总结，使浅刺相关理论第一次由散在性论述转变为集中化、系统化的理论体系，对后世浅刺的临床应用产生了深远影响。

经络总结 皇甫谧将《内经》中散在于各章节的经脉理论，按出现次序分别编排为十二经脉（循行分布、经脉病候、盛虚脉诊、经脉气绝表现、经脉脉动）、经络诊察、十五络脉/穴、十二皮部、十二经别、奇经八脉、脉度、十二经脉标本、经脉根结、十二经筋、骨度以及消化道度量等。其中对于浅刺法理论，他在《内经》皮部、卫气相关理论的基础上，进一步从络脉、经筋进行了论述，使皮内针的理论基础更为完善。

如在述及皮部络脉证治时，他总结《内经》文义云："脉色青则寒且痛，赤则有热；胃中有寒，则手鱼际之络多青；胃中有热，则鱼际之络赤……其青而小短者，少气也；邪客于皮，则腠理开，开则邪入客于络脉。络脉满则注于经脉，经脉满则入舍于腑脏。"故"诸刺络脉者，必刺其结上"。若络脉浮现于体表皮肤，医者就可以直观地诊查疾病，也可以通过皮内针等刺激体表的络脉，激发经络系统的调节功能，达到治疗的目的。经筋相关理论出自《灵枢·经筋》中，在论及经筋为病时，书中主张治以"燔针劫刺"，其实质也是用火针进行浅刺的一种方法。

穴位整理 《针灸甲乙经》对浅刺腧穴进行了初步整理，书中所记载的腧穴中"刺入一分"的穴位有 14 个，如颅息、少商、天井、中冲、少冲等。刺入二分的腧穴共 20 个，如完骨、天柱、鱼际、阳池、蠡沟、足临泣、小海等。宋代王惟一《铜人腧穴针灸图经》通过整理前代文献，新增"古今救验"，对腧穴主治进行全面系统的总结。其中对尤其需要注意的浅刺穴位也有详细描述，如对缺盆穴，云："针入三分，不宜刺太深，使人逆息也。"对云门穴，则云："刺深使人气逆，故不宜深刺。"

临床应用 在浅刺法的临床应用方面，《针灸甲乙经》也作了全面总结，涵盖了内、外、妇、儿、五官等各科。如《卷之七·六经受病发病寒热病第一中》："热病七日八日，脉口动，喘而眩者，急刺之，汗且自出，浅刺手大指间。"《卷七·阴阳相移发三疟第五》："胕髓病，以镵针绝骨出其血，立已。"《卷十一·邪气聚于下脘发内痈第八》："按其痛，视气所行，先浅刺其傍，稍内益深，还而刺之，无过三行，察其浮沉，以为浅深。"

总之，在该时期以《针灸甲乙经》为代表，将浅刺法的散在理论论述转变为系统化的理论体系，对浅刺腧穴的整理更为完善，使得浅刺法在临床应用上更为广泛，同时浅刺法在该时期得到进一步发展。

三、成熟于元明

元明时期是针灸学发展史上又一高峰。该时期各学术流派百家争鸣，是针灸学发展史上较为活跃的一个时期。以明代杨继洲《针灸大成》为代表，其汇编历代针灸学术观点，总结实践经验，可谓是继《针灸甲乙经》之后对针灸学的第三次总结。

理论成熟　浅刺法在该时期，理论上臻于成熟，开始论述以辨证为核心的浅刺法。如金元时期针灸名家窦汉卿在《标幽赋》中云："明标与本，论刺深刺浅之经。"这说明这时已经开始注重辨证浅刺。再如滑寿《难经本义》云："营为阴，卫为阳，营行脉中，卫行脉外，各有所浅深也，用针之道亦然。针阳，必卧针而刺之者，以阳气轻浮，过之恐伤于营也。"这说明已经开始在卫气营血辨证基础上施行浅刺。徐凤在《金针赋》亦云："脉缓者，浅内而疾发针，脉滑者，疾发针而浅内。"可见元明时期对辨证浅刺的重视。

至明代杨继洲，辨证浅刺愈发完善。如杨继洲《针灸大成·经络迎随设为问答》云："百病所起，皆起于荣卫，然后淫于皮肉筋脉，是以刺法中但举荣卫，盖取荣卫逆顺，则皮骨筋肉之治在其中矣。"并且其引丁德用语亦云："人之肌肉皆有厚薄之处，但在皮肤之上，为心肺之部，阳气所行。"可见，对于浅刺时辨证的思维已经被提到相当重要的位置。

理论丰富　刺法上，以《针灸大成》为代表，其将浅刺法与针刺补泻理论结合，认为浅刺也是一种补泻方法。如《针灸大成·南丰李氏补泻》曰："但凡针入皮肤间，当阳气舒发之分，谓之开。""补者，从卫取气，宜轻浅而针。"明·李梴《医学入门》亦云："补则从卫取气，宜轻浅而针，从其卫气……泻则从营置其气，宜重深而刺，取其营气。"这说明该时期已将营卫补泻与浅刺法相结合。

此外，元明时期对浅刺手法的描述也较为详细。如吴昆《针方六集》："针肾俞，入一分，沿皮向外一寸五分。"《针灸大成·经络迎随设为问答》云："凡欲行阳，浅卧下针，循而扪之，令舒缓，弹而努之，令气隆盛而后转针，其气自张布矣，以阳部主动故也。"

综合来看，金元明时期，浅刺法发展迅速。各医家开始以辨证为核心实施浅刺，将浅刺法与补泻理论相结合，在浅刺手法的描述上更为细致，理论和实践方面均趋于成熟。

四、创新于中华

清代针灸学发展趋于停滞并开始走向低谷，医者多重药轻针。尤其是在清道光二年（1822），统治者以"针刺火灸，究非奉君所宜"的荒诞理由，下令废除太医院针灸科。之后随着列强入侵，以及封建王朝的结束等各种原因，包括浅刺法在内的针灸学未有大的发展。

中华人民共和国成立后，党和国家高度重视中医学的传承和发展，制定并实施了一系列中医学、药学的发展政策，使针灸事业发展到了一个新的阶段，以皮内针为代表的创新浅刺工具得到了很大发展。如中国现代针灸学家承淡安受日本赤羽幸兵卫皮内针疗法启发，仿制了皮内针，以及在此基础上创制和发明了使用更加方便的揿针等。

标准规范　目前，皮内针和揿针都已成为针灸临床的常用针具之一。此外还有梅花针、腕踝针等创新浅刺工具。同时为了规范浅刺针具的临床应用，我国在制定针灸针具以及操作规范标准上均取得了一定成绩。如1993 年，浅刺针具代表皮内针——揿针的医药行业器械标准《揿针》（YY0105—1993）由苏州医疗用品厂起草，国家中医药管理局发布，并于1993 年 5 月 1 日起开始实施，沿用至今。另外一部重要的国家标准——《GB/T 21709.8—2008 针灸技术操作规范第 8 部分：皮内针》由中华人民共和国国家质量监督检验检疫总局中国国家标准化管理委员会于 2008 年 4 月 23 日发布，并于 2008 年 7 月 1 日实施。这两部标准的发布不仅对皮内针针具进行了规范，同时对规范其临床应用起到了重要促进作用。

浅刺针具的增多不仅拓展了浅刺法的临床应用，对浅刺法的机理探讨也更加深入。

疗效显著　在临床应用方面，如应用浅刺法治疗椎-基底动脉供血不足，有学者通过临床试验对比得出结论，浅刺针法和常规针法都能改善血流变、经颅多普勒的大部分指标，但是浅刺针法组疗效明显优于常规针法组，浅刺针法治疗椎-基底动脉供血不足疗效显著。另有学者率先提出了皮部针疗法概念以及皮部受邪的肥胖症发病机制，并应用皮内针疗法治疗单纯性肥胖症 2000 余例，取得满意疗效。亦有学者通过检索文献总结出皮内针在治疗痛证方面主要有胁痛、足跟痛，三叉神经痛、落枕、痹病、肩周炎、痛经、神经性头疼、背疼、手术后疼痛等。

更为重要的是，人们开始利用现代科学技术对浅刺法的治疗机理进行深入探讨。如通过采用核磁共振脑功能成像技术对浅刺法进行实验观察，结果证明，浅刺法对中枢神经系统有激活作用，并且不同刺法对不同脑区的激活有一定差异。在物质基础研究方面，有学者观察皮内针配合推拿治疗腰椎间盘突出症，治疗前后外周血中亮脑腓肽、前列腺素 E2 含量的变化，结果表明皮内针浅刺配合推拿能升高患者血清亮脑腓肽的含量，降低患者血清中前列腺素 E2 的含量。也有报道用沿皮浅刺法治疗老年性痴呆大鼠模型，发现沿皮浅刺法可以降低海马胆碱酯酶含量。这些研究进一步阐释了浅刺法的科学内涵。

第二章 皮内针疗法的理论依据

第一节 中医理论基础

浅刺针法源远流长，早在《内经》中就有对其理论、针具、刺法及应用范围的详备论述。其作为一种将针体刺入穴位内组织较浅部位的刺法，临床应用广泛，主要运用于需要持续留针的各类慢性疾病的治疗，近年来，临床研究发现它的诊疗范围在不断扩大。

一、生理病理

皮肤的生理功能 《灵枢·岁露论》指出皮肤与气候的关系："寒则皮肤急而腠理闭，暑则皮肤缓而腠理开。"就是说皮肤有防御外邪和调节体温的功能。人身的精气得以外达，主要是靠腠理的开闭。人体毫毛和孔窍均属腠理，表现为人身形壳只有皮易死，亦易复生，如汗不透则皮死，故病后则皮退，甚则毛脱，又甚则换爪甲，肉落骨痿，皆是大病所为的缘故。腠主司津液渗泄，即为皮肤吸收和排泄功能。汗孔又称气门，有为皮肤辅助呼吸的功能。

皮肤的病理变化，有汗、润泽、燥、皱、面焦、发坠、爪枯、毛瘁、不泽、颜黑等。《素问·汤液醪醴论》曰："夫病之始生也，极微极精，必先入结于皮肤。"百病之生最先出现皮肤症状，说明是有皮肤病或内脏病在皮肤上的表现，即便是最轻微的小病也是如此。《素问·风论》："疠者，有荣气热胕，其气不清，故使其鼻柱坏而色败，皮肤疡溃。"这说明传染病（如麻风）可以引起鼻柱塌陷、疮疡溃烂。汗腺及其开口被称为"玄府"，《素问·水热穴论》指出浮肿是由于体内的水"上下溢于皮肤"所致，又说"勇而劳甚则肾汗出，肾汗出逢于风，内不得入于脏腑，外不得越于皮肤，客于玄府行于皮里，传为胕肿"。《灵枢·刺节真邪》认为："虚邪之中人也……搏于皮肤之间，其气外发，腠理开，毫毛摇，气往来行，则为痒。"

皮肤与脏腑的关系 《灵枢·本脏》曰："肺合大肠，大肠者，皮其应……视其外应，以知其内藏，则知所病矣。"《素问·六节藏象论》又曰："肺者，气之本，魄之处也，其华在毛，其充在皮。"司外揣内，脏腑的病变会在皮肤上有所显现。《灵枢·本脏》曰："皮厚者大肠厚，皮薄者大肠薄……疏腠理者三焦膀胱缓，皮急而无毫毛者三焦膀胱急。"其指出皮之厚薄与脏腑关系十分密切。

二、皮部理论

古代虽没有皮内针的明确提法，但有关皮内针这一概念的起源，最早可追溯至战国时期。早在《素问·离合真邪论》中就有"静以久留"的刺法；而《灵枢·官针》所记载的"十二刺"中有"浮刺者，傍入而浮之，以治肌急而寒者也"，则是可追溯到的有关于"浮刺"的较早文献记录。而后，人们把浮刺与久留针相结合，加之针具制造工艺的不断进步，逐步发展成为今日形式多样的皮内针疗法。皮内针疗法是指以特制的小型针具固定于腧穴的皮内或皮下，进行较长时间埋藏的一种针灸治疗方法，也常被称为埋针疗法。

皮部理论与皮下浅刺法 《内经》将人体层次划分为皮、肉、筋、骨四层，其中皮部位于人体的最浅层，是人体防御外邪入侵的第一道屏障。中医学"治未病"的理论，强调要未病先防，既病防变，全力阻止疾病向里传变，否则"不与而生大病也"，正如《素问·阴阳应象大论》中所言，"善治者治皮毛"，故在人体皮部采取治疗措施，具有重要的临床意义。皮部的生理作用，实际是基于分散在全身皮部的卫气。《内外伤辨惑论·辨阴证阳证》中云："卫者……卫护周身，在于皮毛之间也……内伤饮食，则亦恶风寒，是荣卫失守，皮肤间无阳以滋养，不能任风寒也。"这充分表明了卫气行于皮部之中，具有屏障与护卫功能。浅刺针法主要作用部位就在于皮部，皮部乃是卫气循行和留存的部位，卫气则通过标本根结、气街构成了与机体的全方位的联系，发挥其抵御外邪、防护机体的作用。皮内针疗法作为浅刺针法中的重要代表，其理论根基就在于激发人体表层之卫气的"卫护周身"功效，从而抗御病邪，防病治病。

关于浅刺法，相关记载主要集中在《灵枢·官针》中。《灵枢·官针》篇中记载了九刺（输刺、远道刺、经刺、络刺、分刺、大泻刺、毛刺、巨刺、碎刺）、十二刺（偶刺、报刺、恢刺、齐刺、扬刺、直针刺、输刺、短刺、浮刺、阴刺、傍针刺、赞刺）、五刺（半刺、豹文刺、关刺、合谷刺、输刺）等多种具体刺法。在这些刺法中，毛刺、扬刺、直针刺、半刺、分刺和浮刺均属于皮部浅刺法。

"毛刺者，刺浮痹于皮肤也"，主要治疗病邪居表而有"浮痹"；"扬刺者，正内一，傍内四，而浮之，以治寒气之搏大者也"，体现了"因其轻而扬之"的治则，常被运用于治疗寒气在表而引起的局限性疾病；"直针刺者，引皮乃刺之，以治寒气之浅者也"强调直针刺法操作时浅刺入皮即可，而不刺入肌肉，主要治疗寒气较浅的疾患；"半刺者，浅内而疾发针，无针伤肉，如拔毛状，以取皮气，此肺之应也"，也是一种作用在皮的浅刺法，相对于毛刺较深，其操作要点在于浅入针，急速出针，"刺皮无伤肉"；"分刺者，刺分肉之间也"；"浮刺者，傍入而浮之，以治肌急而寒者也"。以上几种刺法均可视为皮内针在古代的运用，其治疗作用都是通过浅刺激于皮部而得以发挥，也表明皮内针疗法的理论根基是皮部理论。

与皮部相关的针具　在古代针具的九针中，可以作用于皮部的就有镵针、锓针、锋针、毫针四种。其中镵针只作用于皮部，可以浅刺，也可以刺血；锓针可用来按摩；锋针用来刺络；毫针用来浅刺皮部。《灵枢·官针》曰："病在皮肤无常处者，取以镵针于病所。"这说明镵针是治疗邪在皮肤及表浅络脉的针具。此外，对镵针形态作用有如下描述："镵针者，头大末锐，去泻阳气。"头大，是为了确保针刺不会过深；末锐则是使针尖尖锐，易于刺入人体。

中华人民共和国成立后，以皮内针为代表的创新型浅刺工具得到了较为迅速的发展，承淡安受日本赤羽幸兵卫皮内针疗法启发仿制了皮内针，并在此基础上发明使用了更为方便的揿针等。目前常见的皮内针主要包括麦粒型和图钉型两类。皮内针的针具种类虽得以不断丰富，但其设计原理仍类似古代九针中的镵针，不论是麦粒型、图钉型等传统皮内针，还是改良型的揿针等，其外观都在一定程度上具有"头大末锐"的形态特点。这也说明虽然皮内针针具外形不一，但都是在《黄帝内经》浮刺、半刺、毛刺理论指导下发展的针具。此外，杨文芸在平刺基础上，用长针进针到皮下深浅筋膜之间，在筋肉线面针刺，认为其属于皮内针疗法。另有研究将中医经络理论结合磁场作用所制作的磁性皮内针用于防治室上性心律失常，疗效显著。

皮内针临床应用的发展　目前皮内针疗法常用于留针时间较长的慢性顽固性疾病或经常发作的疼痛性疾病，应用范围十分广泛。高寅秋等认为皮内针疗法治疗肌肉骨骼关节系统和结缔组织疾病（如骨关节炎等）及神经性疼痛等疾病疗效明显。潘丽佳等参照现代针灸临床病谱，通过对 290 篇文献，166 个病种的研究，认为皮内针疗法的适宜病症广泛，特别是对颈椎病、肩周炎、腰椎间盘突出症、近视、痤疮、扁平疣、失眠、痛经、遗尿、呃逆、哮喘、面肌痉挛、偏头痛、胆石症、便秘、减肥有明显治疗优势。

皮内针疗法历史悠久，具有简、便、效、廉的特点，较其他操作复杂、专业性要求更强的治疗手段具有独特优势，应加强对作用机制和临床应用等方面的研究力度，使其得到更好的应用和推广。

三、卫气理论

皮部是机体的第一层屏障，具有保卫机体、反映病症的作用。然而皮部具有这样的生理作用是基于分散在全身皮部的卫气。《内外伤辨惑论·辨阴证阳证》中云：“卫者……卫护周身，在于皮毛之间也……内伤饮食，则亦恶风寒，是荣卫失守，皮肤间无阳以滋养，不能任风寒也。”这也充分体现出卫气行于皮部之中，具有屏障与护卫功能。

得气源于卫气　得气是针刺治病取得疗效的关键，《灵枢·九针十二原》谓“气至而有效”，只有针刺后产生“得气”的感觉才有治疗作用。《标幽赋》谓“气速至而速效，气迟至而不效”，说明得气对于疗效的重要性。现代普遍认为针刺得气来自于经气，而考中医学典籍可知“经气”一词多指经脉搏动之气，即动脉的跳动。显然得气并不完全是因为经气的作用。《素问·痹论》云：“卫者，水谷之悍气也，其气慓疾滑利，不能入于脉也，故循皮肤之中，分肉之间，熏于肓膜，散于胸腹。”卫气遍布体表，任何来自体表的刺激，无论何种形式，卫气都会做出反应。据此，当针刺激皮肤或刺入皮下，机体自然将其视为入侵的邪气，卫气则会迅速趋向、奔聚于其处，于是针下迅速产生酸胀、沉重的得气感和气行感。因此可以认为得气的实质是针刺激发了卫气，并操控、利用它的调气作用以治疗疾病。得气可以称作"针刺的卫气效应"，如果针刺不得气反而出血，则是刺入了脉中伤及了营血，没有达到激发卫气的目的。

《素问·五脏生成》说："人有大谷十二分，小溪三百五十四名，少十二俞，此皆卫气之所留止，邪气之所客也，针石缘而去之。"可见，腧穴是卫气留止、聚集的地方。古人对卫气的功能早有明确的界定，卫气遍布体表，故针刺体表的任何部位都可以诱导得气，而腧穴更容易得气。

标本、根结、气街与卫气的关系　学者一般认为，标本根结学说是"分析四肢与头身关系，即以四肢部为'根'为'本'，头身部为'结'为'标'，以及人体上下是互相呼应的"，这不仅小视了标本根结的作用和意义，还只看到其表面，没有看到更深层的价值。

标本来源于本末，最早见于《周易》。中医学的标本理论即从本末论引申而来。《说文解字》释"标"为树木末端，"本"为树木根部。至《灵枢·卫气》"标"引申为经气弥散之所，"本"是形容经气本源，标本理论也始见于此篇。从《灵枢·卫气》中记载的十二经脉标本内容可见，标本体现的是卫气在体表经脉的上下联系。根结理论始见于《灵枢·根结》，在对皮部理论的认识上，杨上善指出了"营卫身也"，看到了根结与卫气的关系。卫气覆盖于体表，范围最广，体表上的腠理、汗孔等都是机体卫外的门户，而门户都具有关、阖、枢等构件，这些构件即是根结所在。《伤寒论条辨》曰："太阳者，以太阳经所主之部属皮肤言也……皮肤属太阳。"又皮部以六经为纪，《素问·皮部论》云："欲知皮部，以经脉为纪者，诸经皆然。"故卫气也应以六经划分区域。据《素问·皮部论》，太阳经的皮部为关枢，所以关枢就是一个根结，是卫气在皮部分布及其御外功能的最好形容。《灵枢·动输》云："四街者，气之路径也。"此处"气"指卫气，气街即卫气运行的通路。《针灸甲乙经·十二经标本》云："胃气有街，腹气有街，头气有街，腹气有街。故气在头者，止之于脑；在胸中者，止之膺与背腧；气在腹者，止之于背腧，与冲脉于脐左右之动脉者；气在腹者，止之气街，与承山踝上以下。"可见卫气之街应该是躯体前后的联系通道。所以气街也是卫气理论的内容之一。

历代医家大多认为《灵枢·卫气》以"卫气"之名义来讨论标本是个错误，因而对篇中有关卫气的议论或视而不见或不知所云，结果忽视了标本、气街原本都是卫气理论的一个组成部分。由上可知，标本说明了卫气沿着经脉在纵行方向上的聚散情况，而气街则说明了卫气在躯干四肢上存在的横向尤其是前后的联系。

《内经》浅刺主在卫气 《灵枢·寿夭刚柔》提出了"刺卫"的治疗方法。"刺卫"古今都用毫针，是将毫针刺入腧穴或皮下使之得气以治病的方法。卫气散布于体表，针尖刚及表皮，最能激发卫气。《内经》认为浅刺的目的是取皮气，这个"皮气"在笔者理解就是卫气。《灵枢·官针》说："所谓三刺，则谷气出者。先浅刺绝皮，以出阳邪，再刺则阴邪出者，少益深，绝皮致肌肉，未入分肉间也；已入分肉之间，则谷气出。故刺法曰：始刺浅之，以逐邪气，而来血气。"因此取卫气或是说"从卫取气"应该是从"绝皮"取气，所谓"绝皮"就是介于皮肤与皮下组织之间，也正是卫气布散、流通的部位，针刺至此则能激发卫气。《内经》中论述了皮部理论及浅刺针法，其中具代表性的是《灵枢·官针》，记载了 26 种刺法，包括 8 种浅刺法。其中毛刺"刺浮痹于皮肤"，半刺"浅内而疾发针，无针伤肉，如拔毛状，以取皮气"，浮刺"傍入而浮之"，络刺"刺小络之血脉也"，直针刺"引皮乃刺之"，扬刺"正内一，傍内四而浮之"，各有特点。

总之，浅刺针法作用于皮部，皮部又是卫气循行、留存的部位，卫气通过标本根结、气街构成了机体的全方位的联系，从而发挥其抵御外邪、防护机体的作用。同时，卫气还是针刺"得气"的基础，正是针刺的刺激作用激发了人体的卫气，使卫气聚集到病邪侵入处，驱邪外出。因此，浅刺针法之所以能发挥作用，与皮部理论、卫气理论有非常紧密的关系。

第二节　西医理论基础

一、皮肤结构

皮肤是人体最大的器官，由表皮、真皮和皮下脂肪组织组成。此外还包括皮肤附属器，如毛发、皮脂腺、大汗腺、小汗腺和指（趾）甲。

表皮主要由角质形成细胞和非角质形成细胞两类细胞组成。后者包括黑素细胞、朗格汉斯细胞、默克尔细胞和未定类细胞。

角质形成细胞的特点是可以产生角蛋白。角质形成细胞自最下面的基底细胞不断增殖，在向上移动的同时产生坚韧的角蛋白。最外层的角质层一般由 5~10 层已经死亡的扁平细胞组成，这些细胞没有细胞核或其他的细胞结构，细胞中充满了角蛋白和无定形基质组成的复合物。角质层细胞之间没有桥粒连接，但它的排列非常有特点，呈叠瓦状，其边缘与邻近的角质层细胞互相交错重叠，使角质层可以获得很好的屏障作用。此外在角质层细胞周围包绕着丰富的脂质。因此角质层不但坚韧，而且也是人体的一层天衣无缝的保护屏。角质层细胞在日常生活中不断地受到摩擦，变成不易察觉的鳞屑而脱落。同时又有新的细胞从基底层产生。

黑素细胞是合成和分泌黑色素的树枝状细胞，位于表皮基底细胞层，也可以见于黏膜。正常皮肤中黑素细胞的数目是稳定的，比例为 4~10 个基底角质形成细胞有一个黑素细胞。每个黑素细胞和其相邻的约 36 个角质形成细胞组成表皮黑素单位，向它们输送黑素体，称为表皮黑素单元。角质形成细胞吞噬经黑素细胞树突输送来的黑素，这些黑素颗粒像伞一样覆盖在角质形成细胞的细胞核上，保护其免受紫外线的损伤。随着表皮细胞的上移，黑素颗粒逐渐被溶酶体的酶所分解，并随角质层细胞而脱落，完成黑素代谢的过程。黑素细胞的数目随身体不同部位而异，在日光暴露部位如面部及腋窝、外生殖器部位数目较多。暴露于紫外线后，会促进黑素的形成和运输，产生晒斑，黑素细胞的数目随年龄增长而减少。老年人毛基质中色素细胞减少，致头发变白。脑下垂体分泌的促黑素细胞素（MSH）、雌激素、人前列腺素 E1、E2 及紫外线照射均可以促使色素增加。

朗格汉斯细胞来源于骨髓，位于表皮的中部，它有树枝样的突起伸向邻近表皮的角质形成细胞之间，上可以到达颗粒层，下可以至表皮和真皮交界的部位。朗格汉斯细胞参与免疫反应，它能够吞噬、处理和呈递抗原。它还参加同种异体移植时的排异反应，有控制皮肤肿瘤发生及调控表皮细胞的分化作用。

默克尔细胞是一种特殊的神经分泌细胞，常与表皮内的感觉神经末梢有关，在成人的指尖最多见，其次是唇、齿龈和甲床。它是接触感受器，起着缓慢适应外力影响的作用，与纤细的无髓神经有关。

真皮由胶原纤维、弹力纤维、基质以及细胞成分组成，由外向内分为乳头层和网状层两层。真皮中大量的胶原纤维和弹力纤维交织在一起，埋于基质之中。在乳头层，胶原纤维比较细，向各个方向分布，越向下，胶原纤维越粗，在网状层中，胶原束的走向几乎和皮肤表面平行，相互交织呈网状。胶原纤维的作用主要是维持皮肤的张力。弹力纤维呈波浪形，在乳头层多数和表皮垂直；在网状层，排列方向多数和胶原纤维一致。弹力纤维的特点是有回缩性，防止皮肤过度伸展，在萎缩纹或妊娠纹中往往发现弹力纤维减少或消失。真皮组织坚韧而具有弹性，可以保护下方的组织免受机械性伤害，维持内外环境的稳定，增强表皮的屏障功能。同时基质中的透明质酸等是非常好的保湿成分，能够吸收相当多的水分。真皮还对血管系统起支架作用，协助调节体温，并与皮肤神经一起，发挥感觉作用。

皮下脂肪的厚度随部位和性别不同而有差异。其主要的功能是热的绝缘体，同时也是营养仓库。它可以缓冲机械刺激并使皮肤易于活动，适量的皮下脂肪组织对于皮肤的外观也非常重要。

皮肤中遍布着各种形式的感受器，一部分是无髓鞘的游离神经末梢，另一部分是具有包囊的特殊小体。游离神经末梢作为痛感受器已被广泛接受，它们是 A_δ 和 C 类纤维的末梢，但游离神经末梢并非都是疼痛感受器，其功能是多方面的。而具有包囊的特殊小体，特异性地感受触压、振动等非伤害性机械刺激，传入纤维为 A_β 和部分 A_δ 纤维。皮肤感受器除参与正常的体感调节外，还与穴位针感和感觉过敏的调控有关。一般认为，皮肤感受器有三类：低阈机械感受器、伤害性感受器和温度感受器。每一类又依适宜刺激及传入纤维的传导速度可分若干亚型。

二、皮肤生理功能

人体皮肤原来具有的保护、感觉、调节体温、分泌、排泄、吸收、代谢和免疫作用等生理功能，通过全身和局部等各种途径和采用物理、化学、生化和组织工程等方法来维护和提高这些功能，防治疾病、护理皮肤、保持健康和美丽。随着对皮肤研究的不断深入，皮肤能量也像人体能量一样发挥着重要作用。所谓皮肤能量是反映皮肤自我识别、自我调节、自我更新、自我修复的综合能力。基于这种认识，皮肤能量主要包括以下5 种基本功能。①角质层细胞有足够的结合水，能保持正常的含水量，使皮肤滋润有光泽而富有弹性，能维持良好的皮肤屏障功能，使皮肤具有抵御外界刺激的能力。②促进和维持皮肤正常的新陈代谢，保持良好的组织和细胞更新，不断修复老化受损的皮肤，维持良好的健康状态，预防皮肤老化。③在不同的内、外环境下，皮肤通过自身的调节系统，控制汗腺与皮脂腺的活性与分泌，达到并维持水油平衡，保持皮肤不干、不油，毛孔通畅不粗大。④维持皮肤色素细胞的正常功能。分解过度或异常合成的黑素。及时清除自由基以及其他影响肤色的有害物质，维持肤色均匀白净，预防色斑产生。⑤充分发挥皮肤免疫系统的功能，识别各种对人体和皮肤健康的干扰和影响因素，及时作出反应，维持皮肤的防御、自稳和免疫监视的作用。

三、皮肤的神经-内分泌-免疫网络调节

由于皮肤具有完备的免疫系统功能，当皮内针刺入穴位的皮肤及皮下组织时，一方面可直接刺激神经末梢，并被具有包囊的特殊小体特异性地感受皮内针的非伤害性机械刺激，神经兴奋后经传入纤维 A_β 和部分 A_δ 纤维并沿着相应的神经传导通路到达中枢神经系统——脊髓和大脑，激活神经系统调节，通过一些信号分子，进而激活神经-内分泌-免疫网络，发挥网络的整体调节治疗作用。除此之外，皮内针埋入后可激活局部的 A-类纤维，同时在脊髓水平关闭 C-类纤维传递疼痛信号的闸门，从而阻断疼痛信号向大脑传递，抑制疼痛感知效果；另一方面，皮内针留置于相应穴位后，可诱导肥大细胞脱颗粒，使其释放缓激肽、蛋白酶、组胺、前列腺素、细胞因子等化学物质，这些物质可影响血液循环，增强血管通透性，使血管内物质渗出；也可进一步兴奋神经末梢；同时，表皮中的朗格汉斯细胞作为免疫活性细胞参与免疫应答，参与机体的免疫调控。长久留针产生的持续刺激作用，经神经-内分泌-免疫复杂网络等传导整合后，发挥对靶器官的作用，产生皮内针针刺的双向调节效应。

第三章　皮内针疗法的治疗原理和作用

在当今社会大力提倡无创痛疗法的前提下，如何以最小的痛苦获得最大的疗效乃是每个医务工作者应当重视和探讨的课题。在针灸实现完全无创痛医疗之前，皮内针疗法则能接近或满足这一医患共同的需要，应当受到针灸工作者的高度重视。

病始生，先于皮毛　经络中的十二皮部是十二经脉及其络脉在体表一定部位上的分布和反应区，是十二经脉的附属部分。《素问·皮部论》说："皮有分部。""皮者，脉之部也。"十二皮部是十二经脉功能活动反映于体表的部位，也是络脉之气散布之所在。皮部是皮肤按经络系统的走向，是十二经脉在体表的分区，它和经络不同之处在于经脉是呈线状分布，络脉呈网状分布，而皮部则是"面"的划分。《素问·皮部论》指出："欲知皮部，以经脉为纪者，诸经皆然。"

人体是一个有机的整体，各组织、器官不是孤立的，而是相互关联的，是一个以五脏为中心，配合六腑，联系五体、五官等五大系统的整体。经络是人体结构的重要组成部分，具有联络组织器官，沟通表里上下，以通行气血阴阳、感应传导、调节机体活动等功能的结构系统。经络的这些功能，具有传递人体中各种信息的作用，体内的某种刺激使脏腑功能活动发生变化时，可以通过经络的传导而反映于体表皮部，即所谓"有诸内，必形诸外"。反之，皮肤上的一些变化也可以反映出经脉或脏腑的生理、病理变化。

皮部是人体的外藩，当外邪侵袭时，皮部首当其冲，即所谓"病始生，先于皮毛"。《素问·皮部论》说："皮者，脉之部也。邪客于皮则腠理开，开则邪入客于络脉，络脉满则注于经脉，经脉满则入舍于脏腑也。"高世宗根据《素问·皮部论》中的描述对皮部作了进一步阐述："皮部，皮之十二部也。手足三阴三阳，十二经络之脉，皆在于皮，各有分部，故曰：十二经络脉者，皮之部也。部有左右上下，复有外内浅深，百病之生，先于皮毛，由皮毛而腠理，腠理而络脉，络脉而经脉，经脉而脏腑。脏腑之气，亦通于皮，亦有分部，其脏腑之气，不与于皮，而生大病矣。"这样，皮部、络脉、经脉、脏腑成为疾病传变的层次。脏腑有疾，可以通过经络的途径反映到体表皮部，而体表受到刺激时，亦可以通过经络将其冲动传导于相关的脏腑。这一传变特征为临床的诊断和治疗提供了经络学的依据。

所以说，十二皮部居于人体最外层，又与经络气血相通，是机体的卫外屏障，起着保卫机体、抗御外邪和反映病证的作用。另一方面，在治疗上如果给予皮肤一种刺激也能通过经络的感应传导作用，起到调节脏腑功能和治疗疾病的目的，就像针刺经络的穴位而达到一定的治疗目的一样，这充分体现了中医学脏腑、经络的整体观。

善治者，治于皮 中医学诊断的方法是望、闻、问、切四诊。望诊除望神形外，再有就是望皮肤的色泽变化。《素问·阴阳应象大论》曰："善诊者，察色按脉，先别阴阳。"《素问·皮部论》说："其色多青则痛，多黑则痹，黄赤则热，多白则寒，五色皆见，则寒热也。"这里指出观察皮部色泽变化以诊断疾病的方法。脏腑经络病变会在体表皮部有以下反应：从触摸皮肤而言，有温、凉、润滑、厚薄、粗细、软硬、血肿等改变；通过问诊得知患者皮肤有酸、麻、胀、痛、木、温、凉等感觉改变；通过观察皮肤的五色变化，以及感觉的改变等病理反应，可以诊断疾病的部位和性质。

基于十二皮部的这种生理、病理功能，在临床上有很多种治疗方法都是在皮肤上实施的，就是通过对皮部的刺激，通过经气的传导影响脏腑、经脉，调整机体的功能状态，起到治疗疾病的作用。《素问·阴阳应象大论》曰："善治者，治于皮。"可见古人对于十二皮部的应用是十分重视的。

所以，目前基于皮部开展了诸多治疗方法，收效较为满意。如皮部针刺法，开展有循经浅刺法、皮下留针法、多针散刺或叩刺法、灸法等。另有推拿、拔罐、刮痧、药物贴敷等。

总的来讲，皮部理论在临床上的应用较多，而且疗效也较为可靠。现代医学中，周围神经中的脊神经，其前根和后根从脊髓发出，联系周围神经与中枢神经系统，而自主神经又联系内脏和中枢。这样，中枢神经的病变可以反映于内脏或周围神经，而内脏或周围神经的病变也可以反映到中枢神经，或通过中枢神经相互间反映，而周围神经中感觉神经末梢分布于全身皮肤，这样内脏器官和皮肤就通过中枢神经相联系。当这些部位病变时，可出现相应的皮肤感觉障碍，而皮肤神经末梢受到刺激时，也会向中枢神经系统传递信息引起人体内部的变化。这样的生理和病理特征就为临床上的诊断和治疗提供了依据。因此，通过对皮部进行物理或药物刺激，经过神经的传导，来调整人体中枢神经和脏腑功能从而达到治病防病的目的。

善针者，研用皮内针疗法　皮内针疗法是将针具固定于腧穴部位的皮内或皮下，进行较长时间埋藏的一种针法，又称埋针法、皮下留针法，它是古代留针方法的发展。当针刺入皮下后固定留置一定时间，给皮部以微弱而持久的刺激，通过调整经络脏腑气血的功能以达到防治疾病的目的。

皮内针法具有以下特点。其一，起效迅速。通过大量的临床观察，皮内针疗法疗效可靠，起效迅速，特别是对疼痛性疾患可达针到痛减或痛消之效。如软组织损伤、无菌性炎症等，一些脏腑疾患如心绞痛、胆绞痛、胃痉挛等均可在短时期内取得良好疗效。若适当留针还可预防疼痛的再次发作。其二，安全无痛，此疗法无痛无感，无须得气，但可以久留候气，故本身无任何痛苦，不影响患者的活动。任何年龄、任何体质的患者均可接受。本法只及皮下不达深层，不会伤及脏腑、神经干及大血管，是最安全的针法之一。其三，操作简单，适应证广泛，凡体针的适应证均可采用皮内针治疗，而且操作简单，只需掌握要领，针入皮下，患者不痛即可。只要临床诊断、辨证、辨经正确，取穴得当准确，施术方法正确，任何术者操作都会获得较好效果。其四，方便运动，此法在治疗过程中不影响患者的运动，避免了体针固定单一姿势给患者带来的痛苦，还可令患者适当运动，按压病痛之部位以加强疏通之力，提高疗效。如急性腰扭伤患者往往功能受限，若用体针卧床不动30分钟，伤痛局部难以放松，会感到疼痛部位强硬不舒，针刺镇痛效果难以发挥到极致，而用皮内针则可以立刻止痛，通过缓慢适当运动，使得经气疏通，气血流畅，痉挛解除，使扭挫的肌肉或小关节在运动中恢复原位，大多数患者的功能也可随之恢复。

第四章　常用穴位及主治

第一节　人体腧穴

　　腧穴（穴位）是研究经络现象的基础理论之一，穴位是脏腑、经络之气输注于体表的特定部位，既是脏腑疾病在体表的反应点，又是针刺时疏通气血、调整脏腑功能的刺激点。腧穴是多种疗法的刺激部位，穴位注射、针灸、推拿、气功等疗法均通过作用于特定腧穴，出现特定效应后，方能产生疗效。因此，腧穴研究是提高针刺疗效、探明针刺治疗机理的基础。

　　那么，穴位是否具有相对于非穴区的特异性结构呢？国内外许多学者在人体解剖和组织学方面做了大量的工作，在腧穴处均未发现有别于已知解剖学结构的形态学实体，腧穴的立体组织学构筑仍然是已知的细胞、血管、神经以及结缔组织等。但穴区却存在已知结构配布的特异性，即特殊立体构型，穴区含血管神经的结缔组织富集部可能是针刺疗法产生有效刺激的解剖学基础。大都认为穴位周围有较大的神经束支通过，腧穴处有更多的神经纤维分布，针灸是通过激活这些和腧穴相关的神经组织而发挥相对特异性作用。当然，腧穴的效应也体现在腧穴所接受的刺激方法的特点上，以经络腧穴理论为基础的刺灸方法具有多样性，传统的包括针刺、艾灸、刮痧、拔罐、放血等，现代新兴的方法包括小针刀、穴位埋线、穴位注射等。即便是对同一腧穴进行刺激，不同刺灸方法亦可能产生不同的效应，因此，腧穴的效应是否主要体现在刺灸方法对已知腧穴结构的功能激活上也值得深入研究。大量的研究表明，针刺或艾灸等刺激手段能够引起腧穴局部组织中细胞化学分子成分的变化，如肥大细胞的聚集和脱颗粒反应，增强了穴区组织中神经肽、细胞因子等的表达。而不同的腧穴组织中所含的细胞成分和化学成分有所不同，这可能是同一刺灸方法作用于不同腧穴时发挥不同生物学效应的物质基础，也是腧穴部位特异性的基础之一。

由于目前腧穴尚未找到与之对应的特殊解剖学形态结构，故对腧穴的研究主要集中在腧穴的特异性上，包括①腧穴形态结构特异性：其形态学研究已从大体解剖向巨微结构形态学观察方法过渡。如沈雪勇、张海蒙等通过对正常人和胃炎患者的 8 个穴位及对照点测得伏安曲线进行定性定量分析，证实腧穴形态结构具有特异性；②腧穴生物物理特异性：黄碧玉等检测 34 例健康人在巳时的脾经五输穴皮肤电阻，结果显示巳时脾经五输穴表现为低电阻、高电位特性，表明穴位具有低阻抗性，证实穴位具有低阻抗或高导电率特性；魏连子等在研究穴位伏安特性中发现，穴位惯性面积在反映人体生理病理变化方面具有特异性，可与伏安特性一同作为经络系统客观存在的生物物理指标；③腧穴病理反应特异性：腧穴的病理反应是指脏腑器官发生病变时，通过经络在体表某些腧穴表现出各种异常变化，王彩虹等通过对胃下垂患者的检测发现可能其具有特异性；④腧穴刺激效应特异性：针灸等刺激不同腧穴会对机体产生不同影响，李磊等研究表明，腧穴的相对特异性可能与机体的病理状态有关，在生理状态下穴位相对特异性表现并不明显。在相同条件下不同时辰电针手三阴经五输穴和内关穴，发现其对正常青年人免疫功能均无显著影响。

如上所述，目前并未证实穴位有特殊的解剖学形态结构，而是处于功能的动态变化中，穴区组织接受特定的刺激，产生组织细胞化学分子成分的变化，从而引起了机体的生物学效应。

皮内针疗法是皮部理论和腧穴理论相结合的具体运用。十二皮部是十二经脉功能活动反映于体表的部位，也是络脉之气散布之所在，是十二经脉在皮肤上的分属部分，与经络气血相通，故既是机体卫外屏障又是针灸治疗的场所。腧穴是脏腑经络之气输注于体表的特殊部位，又是针灸施术之处，所以针刺皮部同样可以疏通经络之阻滞，调节气血之逆乱，平衡阴阳之偏颇，恢复脏腑之功能，达到防治疾病的目的。

从现代医学来看，人体结构的基本形式是以体节为基础，其中神经节段将躯体与内脏联系在一起，它们之间的生理、病理信息是相通的，其治疗信息也是可以互达的。而皮内针疗法取穴或进针点和病变部位在节段的支配上大体是一致的，通过神经末梢的传导，可达到病灶部位，改善血液循环，而缓解症状，故皮内针进针后有些病痛可立即减轻或消失，而有些病痛随着起针又再出现，长时间留针可延长镇痛效应，对其脏腑功能的调节也可产生一个从量变到质变的过程，说明皮内针疗法效应的取得不能排除体液因素的参与，但具体调节机理有待今后的进一步研究。

目前，皮内针疗法在临床中主要为体穴埋针和耳穴埋针两种。埋针（留针）最早见于《素问·离合真邪论》："吸则内针，无令气忤，静以久留，以气至为故，如待贵宾，不知日暮。"其认为留针的目的在于候气或者调气，最终目的是达到气血调和，阴阳平衡。尤其是对于一些病邪较深的疾病、阴证、寒证、虚证均可通过久留针从而驱邪于外。

第二节　常用体穴

皮内针应用范围很广，可遍及内、外、妇、儿、五官各科疾患。在体穴治疗方面，按病变部位可分 3 大类。

脏腑病症　如呼吸系统疾患可取列缺向上刺，肺俞、定喘、中府横刺，膻中（实证向下刺，虚证向上刺）；心血管疾患可取内关向上刺，心俞、厥阴俞、膈俞横刺，膻中（实证向下刺，虚证向上刺）；消化系统疾患取足三里向上刺，中脘、脾俞、胃俞横刺；肝胆系统疾患取外关、阳陵泉向上刺，期门、日月、肝俞、胆俞横刺；泌尿系统疾患取三阴交向上刺，肾俞、膀胱俞横刺，虚证取关元，实证取中极向下刺，若需长时间埋针（带针活动）则改用横刺。其他辨证取穴或随证配穴皆可按上述原则使用。

头面五官科疾患　头部穴可循经取穴，可顺经刺，也可按头皮针取穴施治。面部穴位多横刺，长针可透刺（如面瘫的取穴，阳白透鱼腰、颊车透地仓等），而面肌痉挛多用小型针具埋于痉挛的部位。远端肢体配穴向上刺（如阳明经病可配偏历，少阳经病可配外关，太阳经病可配支正）。过敏性鼻炎取印堂、迎香、合谷、足三里等，声带息肉、小结取亮音穴、人迎、鱼际等，面肌痉挛取痉挛位置、肝俞、脾俞等。

经络病　病变局部取穴多横刺，远端循经配穴可向病所纵刺。如肩周炎，在肩痛点横刺，再根据功能受限及痛点辨经，可在相应的腕踝针上 6 个进针点处取穴，向上刺，然后嘱患者活动患肩 30 分钟，再将剩余痛点处留针，痛甚者还可配合耳针肩锁穴向下刺，往往可提高疗效。如一肩周炎患者常规治疗 1 个疗程，疼痛有所减轻，但功能活动受限明显，后来采用此法加强锻炼 1 个疗程后疼痛消失，功能基本恢复。手足有病患者用腕踝针针尖向下刺。一关节炎患者双手肿胀各指关节均痛，以中指关节为甚，取双侧腕踝针上 4、上 5、上 6，均向手刺，并嘱做握拳伸掌活动，1 次痛减，2 次肿消，5 次活动自如，10 次疼痛基本消失。皮肤科疾患多由风热毒邪流窜经络皮部所致，治疗时局部多采用围刺法，通调气血，攻除毒邪，全身调理可取远端相应腕踝针法，躯干用长针取大椎透身柱、肺俞透心俞、心俞透膈俞、神道透至阳以清心解毒，泻热凉血，祛风止痒，消肿止痛。

第三节　常用耳穴

耳郭，从全息现象来认识是一个倒置的胎儿，所以耳穴的分布与胎儿的结构相似。耳与脏腑经络有着密切的关系。耳郭皮肤表面与人体脏腑、经络、组织器官、四肢百骸相互沟通的部位，也是脉气输注的所在。各脏腑组织在耳郭均有相应的反应区（耳穴）。《黄帝内经》中就有听宫、耳中、多所闻、窗笼等名称。如《素问·气穴论》中记述有"耳中、多所闻二穴"。《灵枢·厥病》中说明了耳中的功用："耳聋无所闻取耳中。"《针灸甲乙经》《千金翼方》《类经图翼》等也记载了一些分布在耳郭上的穴位。1958 年 12 月，叶肖麟在《上海中医药学杂志》上摘译介绍了法国医学博士诺吉尔（P. Nogier）的发现："外耳并非单纯唯一弯曲软骨，它与内脏器官存在密切联系，内脏疾患时在耳郭上有相应点出现。"耳穴的具体分布大致像一个头部朝下、臀部朝上的胎儿，与头面部相应的耳穴位于耳垂；与上肢相应的耳穴位于耳舟；与躯干、下肢相应的耳穴位于耳轮及其上下脚；与内脏相应的耳穴位于耳甲艇和耳甲腔。

当人体内脏或躯体有病时，往往会在耳郭的一定部位出现局部反应，如压痛、结节、变色、导电性等，利用这一现象可以作为诊断疾病的参考，或刺激这些反应点来防治疾病。刺激耳穴，对相应的脏腑有一定的调治作用。运用耳郭诊断疾病，在《黄帝内经》中早有记载。《灵枢·师传》："肾者主为外，使之远听，视耳好恶，以知其性。"《灵枢·本脏》："（耳）黑色小理者肾小，粗理者肾大，耳高者肾高，耳后陷者肾下，耳坚者肾坚，耳薄不坚者肾脆……"

刺激耳穴的主要方法有针刺、埋针、放血、耳穴贴压、磁疗、按摩等。20世纪80年代以来，我国不断加强对耳穴的研究与应用，耳穴的治疗范围不断扩大，治疗病种已经由几十种发展到两百余种，普遍应用于临床各科，如消化系统、呼吸系统、循环系统、神经系统、内分泌系统。并且耳穴麻醉的应用在针灸麻醉领域中也占有相当比重，近年来临床研究发现，它在抗衰老、美容、减肥、戒烟、戒毒等方面也有确切疗效。

治疗消化系统疾病常用到的耳穴有肝、脾、胆、内分泌、胃、交感、神门、大肠、皮质下、十二指肠、肾、小肠、耳迷根、胰、直肠、膈、肺、胸、耳中、外耳、脑干、枕、子宫、膀胱等。治疗神经系统疾病常用的耳穴为神门、皮质下、交感、肝、肾、心、脑干、胃、枕、面颊、腰、胆、额、膀胱、肾上腺、上颌、内分泌、颞等。治疗泌尿生殖系统疾病常用的耳穴为肾、肝、神门、脾、膀胱、皮质下、内分泌、交感、子宫、外生殖器、尿道、屏间、肛门、心、输尿管、艇中、内生殖器、缘中、小肠、卵巢、三焦、内生殖器、胆、肺等。其他系统不再一一复述。

第五章 皮内针疗法的国家标准化制定

（GB/T 21709）《针灸技术操作规范》是由国家中医药管理局提出，由中国针灸学会负责组织与实施，于 2008 年 4 月 23 日由中华人民共和国国家质量监督检验检疫总局、中国国家标准化管理委员会发布，2008 年 6 月 1 日，由中国标准出版社出版发行。（GB/T 21709）《针灸技术操作规范》分为 21 个部分，其中皮内针为第 8 部分。《针灸技术操作规范第 8 部分：皮内针》（标准编号 GB/T 21709.8—2008）规定了皮内针的术语和定义、操作步骤与要求、注意事项和禁忌。本部分适用于皮内针技术操作。

1 范围

GB/T 21709 的本部分规定了皮内针的术语和定义、操作步骤与要求、注意事项和禁忌。

本部分适用于皮内针技术操作。

2 术语和定义

下列术语和定义适用于 GB/T 21709 的本部分。

2.1 皮内针 intradermal needle

用于皮内埋藏的针具。

2.2 颗粒型皮内针 grain-like intradermal needle

针尾呈椭圆颗粒状的皮内针，又称麦粒型皮内针。

2.3 揿钉型皮内针 thumbtak intradermal needle

针尾呈环形并垂直于针身的皮内针，又称图钉型皮内针。

3 操作步骤与要求

3.1 施术前准备

3.1.1 针具选择

根据疾病和操作部位的不同选择相应的皮内针。

3.1.2 部位选择

宜选择易于固定且不妨碍活动的腧穴。

3.1.3 体位选择

宜选择患者舒适、医者便于操作的治疗体位。

3.1.4 环境要求

应注意环境清洁卫生，避免污染。

3.1.5 消毒

3.1.5.1 针具消毒

应选择高压蒸汽消毒法。宜使用一次性皮内针。

3.1.5.2 部位消毒

宜用75%乙醇或1%~2%碘伏在施术部位消毒。

3.1.5.3 医者消毒

医者双手应先用肥皂水清洗，再用75%乙醇棉球擦拭。

3.2 施术方法

3.2.1 进针

3.2.1.1 颗粒型皮内针

一手将腧穴部皮肤向两侧舒张，另一手持镊子夹持针尾平刺入腧穴皮内。

3.2.1.2 揿钉型皮内针

一手固定腧穴部皮肤，另一手持镊子夹持针尾直刺入腧穴皮内。

3.2.2 固定

3.2.2.1 颗粒型皮内针

宜先在针尾下垫一橡皮膏，然后用脱敏胶布从针尾沿针身向刺入的方向覆盖、粘贴固定。

3.2.2.2 揿钉型皮内针

宜用脱敏胶布覆盖针尾，粘贴固定。

3.2.3 固定后刺激

宜每日按压胶布3~4次，每次约1分钟，以患者耐受为度，两次间隔约4小时。埋针时间参见附录A。

3.2.4 出针

一手固定埋针部位两侧皮肤，另一手取下胶布，然后持镊子夹持针尾，将针取出。

3.3 施术后处理

应用消毒干棉签按压针孔，局部常规消毒。

4 注意事项

4.1 初次接受治疗的患者，应首先消除其紧张情绪。

4.2 老人、儿童、孕妇、体弱者宜选取卧位。

4.3 埋针部位持续疼痛时，应调整针的深度、方向，调整后仍疼痛应出针。

4.4 埋针期间局部发生感染应立即出针，并进行相应处理。

4.5 关节和颜面部慎用。

5 禁忌

5.1 红肿、皮损局部及皮肤病患部。

5.2 紫癜和瘢痕部。

5.3 体表大血管部。

5.4 孕妇下腹、腰骶部。

5.5 金属过敏者。

附录 A

（资料性附录）

埋针时间

A.1　宜 2~3 天，可根据气候、温度、湿度不同，适当调整。

A.2　同一埋针部位出针 3d 后可再次埋针。

注：本规范引自中国标准出版社 2008 年 6 月出版的中华人民共和国国家标准《针灸技术操作规范第 8 部分：皮内针》（GB/T 21709.8—2008）

第六章　皮内针操作规范

第一节　皮内针种类

皮内针是以不锈钢丝等材质制成的小针，有颗粒型和揿钉型两种。

颗粒型皮内针也叫麦粒型皮内针，针柄形似麦粒或呈环形，针身与针柄成一直线。针长5~9mm，常用针身直径为0.22mm、0.26mm、0.28mm，针柄呈圆形，针与针柄在同一平面，常应用于身体大部分皮肤平坦、屈伸度不大的部位，头颈背部及四肢均可埋针。

揿钉型皮内针的针柄呈圆形，针身与针柄垂直。临床以针身长度为2mm和针身粗细为直径0.28mm者最常用。多用于面部及耳穴等须垂直浅刺的部位，也可用于皮肤屈伸度较大的部位。

第二节　操作规范

皮内针疗法起于20世纪50年代，临床中具有操作简单、起效快、疼痛小、适应面广的特点，常在各类痛证和内科、外科、儿科、妇科、精神心理、骨伤等疾病的针灸临床治疗中使用。在操作中应注意以下规范。

1. 患者体位选择应根据所选腧穴的部位确定恰当的体位，以患者舒适、医者操作方便为标准。常用坐位、俯坐位、仰卧位和侧卧位4种体位。由于体位选择与疾病、施术部位以及患者形体情况等相关，在技术操作标准中不具体列出。

2. 补泻手法在针灸临床中很受重视，但是在皮内针的相关文献中叙述较少。有文献提出"顺着经脉循行的方向针刺，拇指向前单方向捻转2~3

圈，快速将针推进，力进针不进，以推进经气的运行，反复施术 9 次为一度，此为补法。逆着经脉循行方向针刺，适当应用抽提手法，示指向前单方向捻转 2~3 圈，快速抽提针柄，力退针不退，以通经祛邪，反复施术 6 次为一度，此为泻法"，也有文献提出"用拇指按压针刺穴位，轻柔、顺时针为补，逆时针为泻"的具体补泻方法。在针灸疗法的临床操作中，补泻手法由医者自行运用。

3. 留针是保证皮内针疗法临床疗效的一个必要手段，是皮内针疗法特性的表现。留针时间长短有急性病时间短、慢性病时间长，天热时间短、天凉时间长的规律。时间短者集中在 2 天内，长者在 5 天内，急性疼痛性疾病疼痛缓解后就起针。具体而言，留针时间应由医生根据疾病和环境等因素，在确保临床有效、安全的基础上进行把握。而间隔时间亦根据疾病性质和环境情况，一般多集中在 1~7 天。

第三节　意外情况的防范与处理

穴位、针具、镊子都要常规消毒。

埋针处不宜用水浸泡。夏季多汗时，要检查埋针处有无汗浸皮肤发红等，埋针时间不超过 2 天，以防感染。如见发红、疼痛要及时检查，有感染现象立即取针。埋针发生疼痛可以调整针的深度、方向，调整无效时，可能有炎症发生，应取针。

埋针要选择易于固定和不妨碍肢体活动的穴位。埋针后，患者感觉刺痛或妨碍肢体活动时，应将针取出重埋或改用其他穴位。

患者可以用手指指腹间断按压针柄尾端，每日 3~4 次，每次约 1 分钟，以耐受为度。但应注意手的卫生，两次间隔 4 小时左右。

若埋针处已发生感染，应给予常规外科包扎处理。如有发热等全身反应时，适当给予抗生素或清热解毒中药治疗。

如埋针后患者出现过敏症状，应进行专科处理。

第七章 皮内针疗法的适应证、禁忌证及注意事项

第一节 适应证

根据现代针灸病谱，皮内针疗法主要涵盖失眠、哮喘、咳嗽、流涕、小儿肺炎等一共涉及 15 大系统，166 个病种。在 15 大系统中神经系统、肌肉骨骼系统和结缔组织、消化系统、精神和行为障碍、皮肤和皮下组织、泌尿生殖系统为高频病症系统。166 个病种中在临床上主要应用病症如下。

眼和附器：近视、麦粒肿。

皮肤和皮下组织：痤疮、扁平疣。

精神和行为障碍：失眠、抑郁、戒烟。

泌尿生殖系统：痛经、慢性前列腺炎、泌尿系结石。

肌肉骨骼系统和结缔组织：颈椎病、肩痛、肩周炎、腰椎间盘突出症、膝骨性关节炎。

呼吸系统：呃逆、哮喘、过敏性鼻炎、慢性咽炎。

神经系统：面肌痉挛、偏头痛、三叉神经痛。

消化系统：胆石症、便秘、泄泻。

内分泌、营养和代谢病：肥胖症。

妇科：月经不调、痛经、乳腺疾病及妇科功能失调疾病等。

第二节 禁忌证

1. 皮肤溃破、肿胀、感染的部位禁用。

2. 针对以下人员应慎重选择，孕妇、需要急救或手术的患者、恶性肿瘤患者、出血性残疾患者、对不锈钢过敏的金属过敏者。

3. 关节处谨慎留针。

4. 凝血机制障碍的患者慎用。

5. 使用针灸针（毫针）的禁忌证同样适用于揿针。

第三节　注意事项

针刺前用 75% 的酒精或 1%~2% 碘伏消毒施术部位。

埋针时间一般为 1~3 天。

埋针期间每天按压 3~4 次，每次约 1 分钟，以患者耐受为度，两次间隔约 4 小时。

埋针部位持续疼痛时，应调整针的深度、方向，调整后仍疼痛应出针。

对不锈钢过敏者，不宜使用。

禁止重复使用。

针刺前检查包装是否完整，并确保在灭菌有效期内使用。

注：本章内容以《（GB/T 21709.8—2008）针灸技术操作规范第 8 部分：皮内针》为指导进行编写，以确保内容的规范性和专业性。

第八章 皮内针疗法的现代研究

皮内针的针刺效应是以神经、内分泌、免疫系统为主，是各个系统相互作用的结果。现代医学研究发现，皮内针通过皮肤刺激治疗疾病主要原理如下。

1. 皮肤被视为人体第三大脑（消化系统被视为第二大脑），对皮肤的刺激可以起到调节全身机能的作用。它的临床机理是：揿针的微弱持久刺激→皮肤末梢神经感受器→中枢神经→抑制病理兴奋性，双向调节改善机体反应性→调节治疗疾病作用机理→累积效应。揿针固定于腧穴 2~3 天，温和而长久的刺激，达到累积效能，起到持续治疗和强化治疗的作用。

2. 刺激皮下神经末梢感受器，通过施术于劳损、疼痛或病变部位，从而引起对其末梢神经的刺激，从而传达至中枢神经系统。皮内针刺入皮内是一种微弱而持久的刺激，刺激皮肤神经末梢感受器传入中枢后，通过皮肤内脏的反射作用调节中枢神经系统的功能而抑制病理兴奋性。此法适合疼痛性疾病和慢性病，可达到持续刺激，巩固疗效或防止复发之功用。部分医家认为遗尿与神经衰弱及大脑皮质的兴奋与抑制有一定关系，故皮内针治疗小儿遗尿具备优势。

3. 阻断神经冲动下传肌肉。埋藏皮内针具有显著的疗效，可选择性作用于运动神经末梢与肌肉接头部位，能够有效阻断神经冲动下传肌肉，使肌肉松弛、痉挛消失。

4. 防御作用。传统理论认为其具有调整脏腑经络功能的作用。现代研究表明，穴位埋针能调整机体功能，改善微循环，从而起到免疫防御作用。

第九章　新型皮内针

近年来，皮内针疗法越来越受到临床重视，针具研发也在不断创新之中。理易揿针就是在传统的揿钉型皮内针的基础上研发创新而成的新型皮内针。理易表示通晓医理，对证有方。在中国传统上，"医"与"易"同源，取于易经，讲究十天干、十二地支与人体五体五官、五脏六腑相对应，即掌握了易的精髓，理则具体实践之意。

传统揿针：皮肤表面的接触点小，易造成局部压迫损害；易脱落；尖较粗，刺入时会有创痛感等临床使用的不良反应。

理易揿针：改良了圆圈结构的传统揿针，理易揿针具有以下创新特点。

1. 针尖创新：选用刺入时无创痛感的"麦芒型针尖"。

2. 针体结构创新（L形结构）：L形针体嵌入丙烯酸树脂胶块并和特殊胶布黏结成一个平面，不会造成局部压迫损害；预防脱针。

3. 材质创新：一是针体选用医用进口奥氏体不锈钢丝，进针流畅，无痛感；底座选用先进的医用级 PE 材料。二是剥离纸选用医用级透析纸。三是胶布选用美国 3M 的微孔医用胶布，具有无致敏性、透气性良好、舒适、防水等性能，不影响皮肤的伸缩性和人体运动。接近肤色设计，比较美观。埋针后即可自由活动，达到了不妨碍日常生活的效果。

4. 包装创新：针具独立无菌包装，保证方便取出，保持无菌，剥离纸的设计保证使用时不接触黏合面。

5. 规格创新：在传统体穴用针的基础上研发出了面部用针、儿童用针、耳穴用针，能满足人体所有腧穴的用针规格。

【使用方法】

1. 根据穴位的进针要求及针刺要求，选择适当规格型号的揿针。

2. 打开一次性无菌揿针包装盒后，取出小包装片，撕开透析纸。

3. 取出揿针刺入埋针穴位皮肤作用点上，贴好后再剥除剥离纸，最后从上面轻轻按压胶布实施治疗。

4. 根据病情嘱患者适时按压，加强刺激。贴附时间一般应小于 24 小时，用后将产品按医疗垃圾废弃处理。

下 篇

临床应用（各论）

第一章 内科病症

第一节 功能性消化不良

【穴位选择】主穴：脾、胃、大肠、三焦、贲门，左右耳交替施针。配穴：无。

【并用其他疗法】口服枸橼酸莫沙必利分散片，5mg，饭前口服，每日3次。

【疗程】在耳穴敏感点埋针，每4小时按压1次，每次1分钟，每日3次。隔日治疗1次，共治疗4周，左右耳交替。

【取穴意义】功能性消化不良（functional dyspepsia，FD）指由胃与十二指肠协调功能紊乱所引起的一系列不适症状，且经过检查排除引起这些症状的器质性病变。不适症状常表现为上腹痛、上腹胀、早饱、嗳气、食欲不振、恶心、呕吐等，可单独或合并出现。

功能性消化不良与中医学疾病中的痞证所表现症状相符合。《丹溪心法》提到："有中气虚弱，不能运化精微为痞者；有饮食痰饮，不能施化为痞者；有湿土太甚，邪着心下为痞者。"这说明当自身脾胃之气不足或有外邪侵害时，均会导致痞证。脾胃为后天之本，以受纳腐熟水谷精微，化生气血为主要功能；又脾主升清，胃主降浊，充当一身气机之枢纽，所以不论内外因，但凡侵害脾胃，必使脾胃之气受损，因此脾胃气亏是痞证发生的潜在因素。正如《证治汇补》所说："大抵心下痞闷，必是脾胃受亏。"

《灵枢·口问》曰："耳者，宗脉之所聚也。"且《灵枢·邪气脏腑病形》记载："十二经脉，三百六十五络……其别气走于耳而为听。"这说明耳与经络联系十分密切，通过刺激耳穴，有疏通经络之气血，平衡脏腑阴阳之功，从而达到防病治病的目的。研究表明，耳穴能刺激迷走神经纤维，改善胃肠道不适。且耳穴贴压在改善上腹部疼痛、腹胀、嗳气等方面疗效确切，且不易复发。耳穴穴位中，脾、胃二穴可振奋脾胃之气，促脾胃之健运；大肠可调理肠胃，畅通气机；三焦可促进消化，减轻腹胀；贲门可和胃止呕，增进食欲。诸穴合用，于补中有泻，在补益脾胃之气时，兼顾通调肠腑，以防因胃肠动力不足而出现的各种病症。揿针埋于耳穴，以浅刺穴位和长时间留针方式，使针刺作用加强，疗效更加持久，进而起到治疗疾病的作用。

【出处】陈燕，贾定严，朱文姣，等. 揿针联合莫沙必利治疗老年功能性消化不良疗效观察 [J]. 浙江中医药大学学报，2017，41（11）：911-914.

第二节 呃逆

【穴位选择】主穴：耳中（膈）、胃、神门。配穴：交感、皮质下、阿是穴点（手术点或患病器官的反应穴位）。

【并用其他疗法】先选一侧耳穴 3～4 穴，用 0.5 寸毫针刺入，留针并间断行中强度捻针治疗到呃逆明显减轻或停止后出针，再取合谷、内关、中脘、足三里等穴针刺，给予重捻强刺激手法。每隔 10 分钟行针 1 次，留针 1 小时，每日 1 次，一般 10 次为 1 个疗程。

【疗程】耳穴毫针针刺出针后对侧耳穴埋入揿针，3 天更换 1 次，嘱患者每日自行按压数次，以有痛感为佳。

【取穴意义】呃逆（hiccup），俗称打嗝，指气体从胃中上逆，喉间频频作声，声音急而短促，是一种病理性反射，现代医学认为呃逆由膈肌痉挛引起，健康人可发生一过性呃逆，多与饮食有关，特别是饮食过快、过饱，摄入过热或冷的食物、饮料及饮酒等。

中医学认为呃逆是胃气上逆所致，本病可以单发，亦可发生于其他疾病的过程中。轻者不治自愈，重者昼夜不息，严重影响生活，痛苦极大。单纯中西药物治疗往往无效，常规针灸治疗虽然优于药物，但易复发。通过耳针较强的刺激作用，加上耳中（膈）解膈肌痉挛，胃降气止逆，神门镇静，交感抑制膈肌兴奋，皮质下降低了大脑皮质的兴奋灶，有效地抑制了迷走神经和膈神经的兴奋，使痉挛的膈肌松弛，呃逆很快减轻甚至消失。揿针留针可起到持续性刺激，又方便患者自己操作，起到巩固疗效和防止复发的功用。

【出处】江飞舟，刘圣凤，潘俊．耳穴揿针埋针治疗顽固性呃逆［J］．针灸临床杂志，2002（02）：38.

第三节　肥胖症

【穴位选择】主穴：天枢、滑肉门、中脘、水分、丰隆、带脉等。配穴：无。

【并用其他疗法】配合针刺疗法，取中脘、水道、带脉、天枢、水分、气海、大横、滑肉门，快速进针法，每次20分钟，行平补平泻法。根据体质不同选择相应配穴：胃肠积热型加用内庭、梁丘；脾胃气虚型加用足三里、气海、关元；脾肾阳虚型加用肓俞、太溪。

【疗程】1周治疗3次，12次为1个疗程，共3个疗程（女性避开月经期）。

【取穴意义】肥胖症（obesity）是指体内贮积的脂肪量超过理想体重20%以上，是一种由遗传因素、环境因素等多种原因相互作用而引起的慢性代谢性疾病，其发生机制是因为能量摄入超过能量消耗，导致体内脂肪过度蓄积和体重超常。肥胖症已成为全球最大的慢性疾病。现代医学认为，神经、内分泌及物质代谢紊乱是肥胖的内因，过食、少动是肥胖发生的外因。

中医学认为肥胖是在内外因素作用下，脏腑功能失调，导致水湿、痰浊、膏脂等壅盛于体内而致，病位在脾和肾，兼及肺、心、肝。运用穴位揿针埋针及针刺疗法作用于经络、腧穴，改善肥胖病患者临床症状的同时，还观察到患者的血糖、血脂等内分泌指标也有不同程度的下降，从而达到预防相关基础疾病的目的，皮内针疗法具有无毒副作用，安全效佳，尤为适合肥胖症患者的减肥治疗。

【出处】金悠悠，孙伯青，杨菊，等．"治未病"思想在穴位揿针埋针配合针刺疗法治疗单纯性肥胖症中的临床应用［J］．世界最新医学信息文摘，2019（08）：205-206.

第四节 溃疡性结肠炎

【穴位选择】主穴：双侧腹结、关元、天枢、阴陵泉及左下腹部压痛点或条索状反应物。配穴：无。

【并用其他疗法】无。

【疗程】留针24小时，每天按压2~3次，24小时后更换揿针，10次为一个疗程。

【取穴意义】溃疡性结肠炎（ulcerative colitis，UC）是一种慢性非特异性肠道炎症性疾病，主要累及直肠和结肠，多呈反复发作的慢性病程。表现为间断性腹泻、黏液脓血便、腹痛及里急后重等。本病治愈难度大，复发率高，具有较高的癌变率，与结肠癌的发病密切相关。目前氨基水杨酸类药物是临床一线药物，其在疾病初期可较好控制症状，但停药后易复发，且在部分顽固性患者中效果不理想，导致患者依从性低，限制了其在该病中的治疗作用。

慢性结肠炎属中医学"飧泄""洞泄""肠风""肠澼"范畴，又有学者认为慢性溃疡性结肠炎以中医学"痢疾"命名较合适，其中慢性持续型为久痢，慢性复发型归属于休息痢。病因病机多以湿热蕴结、寒湿内生、血脉瘀滞等因致脾阳受损，脾肾亏虚，正虚邪恋，五脏受损，肠腑通调失常。脾胃虚弱，脾失运化为本病发病根本，选穴以脾经穴位为主。腹结为足太阴、阴维之交会穴，又名腹屈，腹，指脾，屈，即亏损，腹屈意为脾经气血在此亏虚。脾主运化，针刺腹结穴可健脾理气，通调肠腑。《灵枢·顺气一日分为四时》云："病在藏者取之井；病变于色者取之荥；病时间时甚者取之输；病变于音者取之经；经满而血者，病在胃，及以饮食不节得病者，取之于合。"故取脾经合穴阴陵泉。关元为小肠募穴，任脉、足三阴经交会穴，可益肾固本，补气回阳，同时可通调肠道。天枢为大肠募穴，《针灸甲乙经》云："腹胀肠鸣，气上冲胸，不能久立，腹中痛濯濯。冬日重感于寒则泄，当脐而痛，肠胃间游气切痛，食不化，不嗜食，身肿，侠脐急，天枢主之。"

相比毫针与中药饮片煎剂治疗该病，揿针具有痛苦小、安全、避免晕针、使用方便、患者接受程度高、留针久等优点。通过揿针刺激皮肤，激活皮肤免疫系统，分泌多种免疫活性物质参与机体调节和代谢，保持 T 细胞群平衡。"皮-脑轴"理论认为，对机体体表进行刺激，可通过闸门控制缓解痛觉感受，并以躯体-内脏-交感神经反射的方式影响内脏功能，维持自稳。揿针埋针时间久，且作用部位正是皮下神经及毛细血管丰富处，可产生最佳电化学效应，从而达到较好的治疗效果。

【出处】纪岳军. 揿针治疗溃疡性结肠炎临床观察［J］. 光明中医学，2018，33（21）：3200-3202.

第五节　便秘

【穴位选择】主穴：左侧大横穴、腹结穴。配穴：无。

【并用其他疗法】无。

【疗程】持续埋针 10 日。

【取穴意义】便秘（constipation）是指排便次数减少，同时排便困难、粪便干结。正常人每日排便 1~2 次或 1~2 日排便 1 次，便秘患者每周排便少于 3 次，并且排便费力、粪质硬结、量少。便秘的发生与多种原因相关，比如与年龄有关，老年人便秘的患病率较青壮年明显增高，约 1/3 的老年人出现便秘；不良生活习惯，饮食简单，缺粗纤维，使粪便在肠内运动减慢，忽视正常的便意，没有养成定时大便的好习惯；缺少运动性刺激往往易患便秘；精神心理因素、肠道病变、全身性病变和滥用泻药等也会导致便秘。

中医学在《内经》对"大便难"的病理及诊断治疗提出了指导性原则，主张治疗便秘应以"五谷为养，五果为助，五畜为益，五菜为充"。中医学还认为便秘病位虽在大肠，但与脏腑经络、气血津液、精神情志皆有密切关系，是人体阴阳脏腑气血失调的一种局部表现。如《济生方》说："《素问》云：大肠者，传导之官，变化出焉。平居之人，五脏之气，贵乎于顺，阴阳二气，贵乎不偏，然后精液流通，肠胃易润，则传送如经矣。摄养乘理，三焦气涩，运掉不行，于是乎结于肠胃之间，遂成五秘之患。夫五秘者，风秘、气秘、湿秘、寒秘、热秘是也。"总之，便秘无外阴阳失调、脏腑不和、运化失常、情志失调以及肛肠疾患。然绝大多数患者不知其理，为求排便一时之快，常自服大黄、番泻叶、牵牛子之类；医者亦常嘱患者服麻仁丸、牛黄解毒片、清宁丸之类，久而久之不服泻药则不能排便。殊不知苦寒泻剂最易伤人中气，损耗津液，使中气伤而肠道蠕动减弱，津液耗而失蠕润滑利致越泻越秘，成为泻剂依赖性便秘。

皮针埋藏虽是古老治法，但因其操作烦琐，且埋针后患者活动受限，今人用之者较少。今方便揿针的应用避免了上述传统治疗误区，左侧腹结穴埋针，能刺激乙状结肠蠕动，促进排便，可解患者"燃眉之急"，且效果立竿见影。

【出处】董家科. 皮内针治疗便秘 32 例［J］. 中国民间疗法，2010，18（10）：15.

第六节　胆石症

【穴位选择】主穴：胰、胆、肝、脾、胃等。配穴：三焦、肠、肾等。

【并用其他疗法】每次埋针后约 1 小时左右口服硫酸镁 15～20g。并建议适当进食蛋、肉等荤食，增加身体的活动量以配合耳针治疗。

【疗程】春、秋、冬季留针 24～48 小时，夏季留针 30 分钟左右。治疗中两耳交替取穴，10 次为 1 个疗程。

【取穴意义】胆囊和胆管统称为胆道系统，在胆道系统内形成结石被称为胆结石。胆结石（gallstones）又称胆石症，是指胆囊和（或）胆管产生结石的一种疾病，属于消化系统的一种常见病，好发于肥胖、多产、40岁以上女性。结石反复刺激可以引起炎症及胆道梗阻，从而出现腹痛、发烧、黄疸、呕吐等症状，严重者还可出现感染性休克，危及生命安全。

中医学观察到，凡胆石症患者，在其耳郭的胰、胆、肝、脾、十二指肠等穴位上，都有不同程度的变化，如明显压痛、皮肤粗糙、变色、电阻改变等，这正是经气不顺、胆道系统功能紊乱的一种反映。由于经络感传具有双向性的特点，故针刺这些耳穴敏感点，通过经络感传，疏通经气，能有效地调节和增强胆道系统的"泻、动、通"的生理功能，促使胆石排出。

胆道系统是人体消化系统的重要组成部分，与脾胃气机活动息息相关。所以要依据"肝赖脾升，胆从胃降"的生理关系，按照循经取穴的原理，辨证取穴，提高疗效。

【出处】王荣臣，边远．耳针治疗胆石症验案举隅［J］．江苏中医学杂志，1985（09）：35．

第七节　亚临床甲状腺功能减退症

【穴位选择】主穴：耳三焦、脾、肾，督脉大椎、至阳、命门。配穴：无。

【并用其他疗法】补脾温肾膏方（药物组成：党参 120g，白术 150g，茯苓 120g，山药 150g，生地黄 150g，附子 30g，桂枝 60g，干姜 60g，炙黄芪 150g，木香 100g，砂仁 100g，薏苡仁 300g，当归 100g，陈皮 120g，炙甘草 120g，葛根 150g，丹参 200g，龟甲胶 80g，鹿角胶 100g。按照《中华人民共和国药典》有关膏剂的制备规定，经浸泡、煎煮、浓缩、收膏而成）20g，每日早、晚各 1 次口服。服用膏方期间，忌食生冷、油腻、刺激等不易消化食物；不宜饮用浓茶；期间若出现感冒、发热、咳嗽、咯痰、恶心、呕吐、腹泻等症状或其他急性疾病时，暂停服用。

【疗程】耳穴埋针后，每 4 小时按压 1~2 分钟，耳穴取单侧，先左后右，7 天更换 1 次（天气炎热时可缩短天数，但要保证疗程天数足够）。7 天为 1 个疗程，疗程间休息 2 天，5 个疗程后观察疗效。

【取穴意义】甲状腺激素是人体必需激素，影响着全身物质代谢，如糖类、蛋白质、脂肪等。随着社会经济的发展和临床检测技术的提高，亚临床甲状腺功能减退症（subclinical hypothyroidism，简称亚临床甲减）发病率呈逐年升高趋势，尤其是女性、老年人、伴有其他免疫性疾病及碘缺乏地区的人群表现更为明显，并有向低龄化发展趋势，一般不具有特异的临床症状和体征，其诊断主要依赖实验室诊断。亚临床甲减是由于甲状腺激素合成或释放障碍，使甲状腺激素减少导致血清促甲状腺激素（TSH）的反馈抑制减少，从而引起 TSH 升高。TSH 升高则刺激甲状腺肿大、增生和代偿性甲状腺激素释放增加，使血清甲状腺激素恢复正常，但其是在高TSH水平下维持的甲状腺激素相对正常。目前最新研究，亚临床甲减多用甲状腺激素替代治疗，但该治疗方法仍存在一定争议。

中医学中并无亚临床甲减这一病名，但根据其临床表现可归属于"虚劳""心悸""水肿""瘿病"等范畴。从中医学基础理论出发，以整体观念及辨证论治为原则，结合临床分析，脾肾阳虚是亚临床甲减的基本病机，本虚标实是其病机特点。先天禀赋不足或后天肾失所养，致肾阳不足，命门火衰。肾为诸阳之本，肾阳虚衰，气化失职，无力推动和温煦机体脏腑组织，阴寒内盛，水湿内停，出现形寒肢冷、腰膝酸软、肢体水肿；命门火衰，火不暖土，脾失温煦，运化失职，完谷不化，则久泻久痢；脾为气血生化之源，脾气虚弱，气血不足，脏腑失养，不能上荣于面，则面色㿠白，倦怠乏力。脾肾阳虚，则运化失职，导致血液运行和津液输布障碍，导致痰饮、水湿、瘀血等病理产物，这些病理产物反过来又进一步导致气血不利，脏腑经络不通，加重脾肾阳虚，形成恶性循环，使本病呈现出虚实错杂的特点。治宜补脾温肾，利水消肿，活血化瘀。补脾温肾膏以薏苡仁、附子为君药，健脾益气，补肾助阳。白术、茯苓补气健脾利湿；干姜、桂枝温经散寒，助阳化气；山药、黄芪温补脾肾；所谓"阴阳互根"，取生地黄、党参补肾填精，养阴生髓，以阴中求阳，且防温燥伤阴；丹参、当归行气活血，祛瘀通络；鹿角胶补肾温阳，益精养血，与附子同用能补肾中元阳；龟甲胶滋阴潜阳，补肾健骨；砂仁温脾化湿行气，且行气之功与陈皮、木香相合，理气健脾和中，防鹿角胶、龟甲胶之血肉有情之品滋腻碍胃；葛根作为此方引经药，升阳止泻，使温阳之药直达病所；炙甘草和中缓急，益气复脉，气血双补，且解附子之毒。诸药合用，气血阴阳共调，标本兼治。

揿针通过长时间刺激皮部及腧穴，调节经络、脏腑功能，达到疏通经络气血、调节脏腑阴阳的目的。揿针疗法操作简单，起效迅速，患者疼痛感轻，适应面广。耳与经络密切相关，《灵枢·口问》载有"耳者，宗脉之所聚也"。手太阳小肠、手足少阳、手阳明等经脉、经别都入于耳中；足阳明、足太阳经脉分别上耳前至耳上角；六阴经虽不直接入耳，但通过经别和阳经相合，皆与耳相联系；奇经八脉中阴跷、阳跷脉并入耳后，阳维脉循头入耳。耳与脏腑的关系则表现为人体内脏或躯体发病时，往往在耳郭相应部位出现压痛等反应，刺激这些部位也可以防治疾病。根据敏感点、脏腑经络辨证选取耳穴三焦、脾、肾三穴进行揿针留针持续刺激。肾、脾分别为先天之本和后天之本，取其对应耳穴刺激，能培元固本，补脾温肾；三焦为决渎之官，为调节内分泌之效穴，能化生脏腑精气，调节全身气机，使气血循环流注。督脉为"阳脉之海"，对全身阳经气血起溢蓄、渗灌和调节作用。督脉之大椎位于第 7 颈椎棘突下，为"诸阳之会"，取之可振奋阳气；督脉之至阳位于第 7 胸椎棘突下，为近心之所，心为阳中之阳，刺激可激发督脉经气，使阳气来复；督脉之命门位于第 2 腰椎棘突下，两肾俞穴的中点，刺激可通督扶阳。

【出处】刘竹林、李淑彦. 揿针联合补脾温肾膏方治疗亚临床甲状腺功能减退症疗效观察及对患者甲状腺功能和血脂的影响［J］. 河北中医 2017，39（09）：1373–1377.

第八节　糖尿病

【穴位选择】主穴：针取一侧耳穴胰、肝、内分泌、脾、渴点、心、口、肾、下屏尖。配穴：合并高血压者加降压沟；合并腹泻或便秘加直肠下段；合并两目干涩者加眼穴。

【并用其他疗法】体针取大椎、合谷、足三里、三阴交、复溜、肾俞、脾俞、肝俞。手法：平补平泻，针刺得气后留针 30 分钟，每隔 15 分钟行针 1 次，每日或隔日针灸 1 次。

【疗程】揿针每次埋 6~9 个穴位，1 周换针，两耳交替，30 天为一疗程。

【取穴意义】糖尿病（diabetes mellitus，DM）是一组以高血糖为特征的代谢性疾病。高血糖则是由于胰岛素分泌缺陷或其生物作用受损，或两者兼有引起。糖尿病患者长期存在的高血糖会导致各种组织，特别是眼、肾、心脏、血管、神经的慢性损害和功能障碍。

糖尿病属中医学的"消渴病"范畴，其病机为本虚标实，故治以补虚泻实。针刺肾俞、脾俞、肝俞乃为背阳之穴，从阳引阴，使阴生而燥热除；足三里、三阴交、复溜健脾滋肝，益肾活血；大椎、合谷泻热理气。

揿针耳穴埋针可调节脾胃，益肾生津，清热除烦。两耳交替可持续刺激机体的内分泌调节，以补充体针停针时间之不足。长期临床观察显示，针灸治疗Ⅱ型糖尿病（特别是轻型）对降低血糖、尿糖及改善症状、减缓并发症方面疗效较为明显，且无毒副作用，可作为轻型糖尿患者的首选疗法，中、重型患者可配合中西药共同治疗。

【出处】周潮，李晓哲，常宝中，佟杰．揿针及体针并用治疗Ⅱ型糖尿病 178 例 [J]．中国针灸，1998（01）：38.

第九节　高血压

【穴位选择】主穴：降压沟、肝、肾、内分泌。配穴：无。

【并用其他疗法】针刺合谷、太冲、太溪、三阴交。

【疗程】埋针 2 天，每天定时按压以增强刺激作用。2 天后取下，换对侧穴位继续埋针，30 天为 1 个疗程。

【取穴意义】高血压（hypertension）指以体循环动脉血压（收缩压和/或舒张压）增高为主要特征（收缩压 ≥140 毫米汞柱，舒张压 ≥90 毫米汞柱），可伴有心、脑、肾等器官的功能或器质性损害的临床综合征。高血压是最常见的慢性病，也是心脑血管病最主要的危险因素。正常人的血压随内外环境变化在一定范围内波动。血压水平随年龄逐渐升高，以收缩压更为明显，但 50 岁后舒张压呈现下降趋势，脉压差也随之加大。原发性高血压又称高血压病，是一种以血压升高为主要临床表现而病因尚未明确的独立疾病，占所有高血压患者的 90% 以上，是心脑血管疾病的最主要发病因素之一，严重影响人类健康。

根据高血压临床表现，中医学将其归属"眩晕"范畴。发病与机体阴阳平衡失调有密切关系。治以平肝潜阳，养阴固肾，协调阴阳。耳穴肝合肝经原穴太冲，耳穴肾合肾经原穴太溪，通达肝肾原气，且太溪、太冲补母泻子，达平肝潜阳、养阴固肾之功。耳穴内分泌合肝脾肾三经交会穴三阴交，通调肝脾肾三脏，平衡阴阳。合谷、太冲二穴合用谓之开四关，合谷属多气多血之阳明经，太冲属少气多血之厥阴经，二穴相配，一阴一阳，一气一血，一脏一腑，一升一降，阴阳经相配，上下配穴，通关开窍，镇静解痉，疏风理血，共奏气血同调、阴阳同调、脏腑同调之功。

血压的调节机制主要失控环节在高级神经中枢，根据耳穴-体穴-脏腑相关学说，相应的体耳穴可对同一脏腑起特异性调节作用。故耳穴肝-太冲，耳穴肾-太溪，都分别对其脏腑肝、肾起到调节作用，又根据神经反射理论，不论是针刺体穴还是刺激耳穴，基本反射路径是躯体内脏中枢穴位，故穴位的刺激及内脏的反应可作用于中枢系统，使失调的高级神经中枢得到调治，从而对整个机体起到调治作用，从而达到良好的治疗作用。揿针疗法治疗原发性高血压既简便验廉，又无严重不良反应。

【出处】于红娟，张巍. 耳穴揿针-体穴针刺治疗原发性高血压 45 例临床观察［J］. 实用中医学内科杂志，2015，29（11）：156-157.

第十节　过敏性哮喘

【穴位选择】主穴：定喘、膏肓、肺俞、脾俞、肾俞。配穴：无。

【并用其他疗法】在上述穴位中每次选 2 个，艾炷隔姜灸 3~5 壮，然后在灸过的穴位处局部消毒，埋入皮内针。服用补中益气丸。

【疗程】每次 2 穴，3 天后更换穴位，7 次为 1 个疗程。

【取穴意义】哮喘（asthma）是一种以慢性气道炎症和气道高反应性为特征的异质性疾病。过敏性哮喘（allergic asthma）为哮喘的最常见表型，占成人哮喘 50% 以上，在儿童哮喘中更高达 80% 以上。患者常表现为反复发作的喘息、气急、胸闷或咳嗽等症状。在世界范围内，每 100 人中有 1~18 人患哮喘。在我国，每 100 个成人中有 4~5 人罹患哮喘，但目前缺少过敏性哮喘发病率的权威报道。

中医学认为，哮喘属"哮病"范畴，其发生与肺、脾、肾三脏的关系最为密切。因为肺为气之主，肾为气之根。当哮喘发作的时候，肺不能主气，肾也不能纳气，气逆于上，就会导致哮喘的发生。久治不愈的过敏性哮喘患者，由于迁延日久，身体逐渐虚弱，属本虚标实证。由于过敏因素影响肺失宣肃，津液凝聚，酿为痰饮，阻遏气道，而致哮喘。定喘、膏肓为治疗哮喘经验穴；取脾俞为培土生金，扶后天之本之意；肾俞补肾纳气，培先天之本。采用灸后埋皮内针疗效持久，再配合补中益气丸，扶正气以巩固疗效。

【出处】林冬梅，刘晓虹，王丽梅．皮内针治疗过敏性哮喘 13 例［J］．针灸临床杂志，2002（12）：37．

第十一节　慢性阻塞性肺疾病

【穴位选择】主穴：丰隆、足三里、阴陵泉、脾俞、胃俞、水分等穴位。配穴：无。

【并用其他疗法】坐式呼吸操：①坐于椅或床上，双手握拳，肘关节屈伸 4~8 次，屈吸伸呼；②平静深呼吸 4~8 次，展臂吸气，抱胸呼气 4~8 次；③双膝交替屈伸 4~8 次，伸吸屈呼；④双手抱单膝时吸气，压胸时呼气，左右交替 4~8 次；⑤双手分别搭同侧肩，上身左右旋转 4~8 次，旋吸复呼。此操循环做 2~3 次。

【疗程】穴位埋针后每隔 4 小时按压埋针部位，24 小时后取出，休息 1 天再治疗，连续治疗 7 天为 1 个疗程。

【取穴意义】慢性阻塞性肺疾病（Chronic obstructive pulmonary disease，COPD）以慢性支气管炎和肺气肿导致的气流受阻为特征，是严重威胁人类健康的慢性疾病，具有患病率高、死亡率高、致残率高、疾病负担重等特点。主要临床表现有咳、痰、喘、炎等，呼吸困难是其重要特征之一。治疗目标首要是保持良好的肺功能，只有肺功能良好才能使患者有较好的活动能力和良好的生活质量，因此呼吸功能锻炼尤为重要。

慢性阻塞性肺疾病属于中医学"喘症""肺胀"范畴，多因先天禀赋不足，或久病咳喘，迁延失治，以致肺、脾、肾三脏气虚，正气亏虚，卫外不固易为外邪所侵，气虚推动无力，津液输布失常则痰浊内生，行血无力，以致瘀血阻络，痰血蕴结，每因外邪引动伏邪，气机壅塞，肺气上逆而致咳喘反复发作。慢性阻塞性肺疾病病位在肺，因肺主气，主司卫外，若机体受外邪侵袭，肺首当其冲，造成肺失宣肃，上逆而为咳，气机升降失调则为喘，唯有提高患者肺功能才是治本，中医学对于本病的认识及治疗具有悠久历史，尤其揿针埋针治疗效果明显，其作用是给皮部以微弱而较长时间的刺激，不断地促进经络气血的有序运行，激发人体正气，从而起到祛除病邪以达到治疗疾病的目的。坐式呼吸操锻炼则能提高呼吸肌的收缩力，使呼吸的深度加大、加深，保持肺组织的弹性，提高和改善呼吸的效率和功能，从而增加吸氧能力和活动能力，改善组织的通气及换气功能，预防呼吸肌疲劳和呼吸衰竭的发生。配合呼吸肌锻炼的方法能达到针刺治疗与运动治疗相结合，共同起到行气活血、疏通经络、促进代谢的治疗目的。

【出处】陈丽．揿针联合坐式呼吸操提高 COPD 患者的肺功能的应用效果 [J]．智慧健康，2018，4（22）：84-85.

第十二节　偏头痛

【穴位选择】主穴：双侧风池、阿是穴；耳穴选心、神门、脑干。配穴：无。

【并用其他疗法】体针。主穴：悬钟、外关、合谷。配穴：肝阳头痛加太冲、太溪、侠溪；痰浊头痛加中脘、丰隆、阴陵泉；瘀血头痛加膈俞、血海；肾虚头痛加太溪、肾俞；气血亏虚头痛加足三里、三阴交；腕踝针。腕踝针进针点：依据患者疼痛所在部位，遵照左病取左、右病取右、上病取上、下病取下的选取原则，前额痛：上 1、上 2；侧头痛：上 3、上 4；后枕痛：上 5、上 6；巅顶痛：上 1、上 6。

【疗程】体针选 1~2 寸毫针，根据病证的虚实不同采用补法、泻法或平补平泻法。各穴均留针 30 分钟，每隔 10 分钟行针 1 次，每天治疗 1 次；腕踝针持 1.5 寸毫针，令针尖与皮肤呈 30°夹角快速刺入皮下，将针循纵轴沿皮下表浅进针约 1.2 寸，无须行针，留针 2 小时。针尖方向"趋向病所"。皮内针埋针 24 小时，每 4 小时按压埋针处 2 分钟。临床治疗时，先予体针留针 30 分钟。起针后予腕踝针留针 2 小时，患者可适当活动。然后予皮内针治疗，留针至次日治疗时取下。每周治疗 5 天，中间休息 2 天，共治疗 4 周。

【取穴意义】偏头痛（migraine）是一种慢性神经血管性疾病，其病情特征表现为一侧或双侧头部疼痛，多发生于偏侧头部，常反复发作，可合并有恶心、呕吐，对光及声音过敏等特点。本病发作突然，头痛剧烈，左右不定，缠绵难愈，严重影响患者的工作、学习、生活，使患者苦不堪言。偏头痛多起病于青春期，少部分可在儿童期发病，到中青年期达发病高峰，这个年龄段发作频繁、症状剧烈。且特别"偏爱"女性，男女发病比率为1：2~3。偏头痛的病因尚不明确，可能与遗传、内分泌代谢、环境因素、精神因素等有关。

偏头痛属中医学"首风""头风""偏头风""厥头痛"等范畴。头为天象，诸阳所会，五脏六腑之精气皆上会于此，若为邪气所侵，精华内痹，郁于空窍，清阳不运，其痛乃作。其发病常因风、寒、湿、痰、火、郁、伏暑、伤食、伤酒、伤怒，亦有因气虚、血虚以及内风扰巅、肾虚水泛、精亏气逆等。概而言之，则不外六淫之邪上扰，与正气相搏，脉充大而痛，或邪留气滞则脉满而痛，此皆为实；或正气不足，经脉空虚，为寒湿阴霾之邪所袭，则血凝而脉挛缩，收引小络而作痛，此则为虚。

针灸治疗偏头痛具有良好的临床疗效，但传统针刺疗法常存在治疗时疼痛缓解，治疗后数小时疼痛又作，止痛时间短而疗程比较长等不足。依次给予常规针刺治疗、腕踝针治疗和皮内针治疗，可逐渐延长治疗时间，呈升阶梯状；刺激量逐渐减少，呈降阶梯状。该疗法在治疗中采取长时间留针，使针刺刺激的时间延长，可以更好地激发经气，祛除邪气，从而加强了调节疏通经气的作用，患者更易接受且效果更好。

【出处】刘丽艳. 体针结合腕踝针和皮内针法治疗偏头痛45例［J］. 针灸临床杂志，2011，27（03）：25-26.

第十三节　失眠症

【穴位选择】主穴：双侧印堂、内关、太冲、足三里；配穴：无。

【并用其他疗法】无。

【疗程】容易出汗季节埋针时间为1~2天，秋冬凉爽时3~5天，取针后间隔2天再次埋针，疗程共2个月。

【取穴意义】失眠症（insomnia）是一种以失眠为主要表现的睡眠质量不满意状况，其他症状均继发于失眠，包括难以入睡、睡眠不深、易醒、多梦、早醒、醒后不易再睡、醒后不适感、疲乏或白天困倦；失眠可引起患者焦虑、抑郁或恐惧心理，并导致精神活动效率下降，妨碍社会功能等。《中国成人失眠诊断与治疗指南》制定了中国成年人失眠的诊断标准：①失眠：表现为入睡困难，入睡时间超过 30 分钟；②睡眠质量：睡眠质量下降，睡眠维持障碍，整夜觉醒次数≥2 次、早醒、睡眠质量下降；③总睡眠时间：总睡眠时间减少，通常少于 6 小时。

单纯性失眠症主要表现为不能入睡和维持睡眠困难，从而影响睡眠质量，是一种常见的睡眠障碍。长期失眠者可导致焦虑、抑郁，影响工作效率和生活质量。WHO 最近进行的共享全球睡眠质量调查结果显示，中国地区存在的失眠人群高达 2.5%，且有逐渐上升趋势。

单纯性失眠症在中医学上隶属"不寐"范畴。不寐原因虽多，其病机不外邪实、正虚两端，而不论实证和虚证，都归为脏腑、气血功能的失调，心主血藏神，肝藏血舍魂，脾胃为气血生化之源，故失眠与心、肝、脾胃的关系尤其密切，因此，失眠治疗的重点应在于调理心、肝、脾胃的气血功能。基于此种理论，医者筛选出"安眠四穴"，其中内关属心包经，可养心安神，太冲为肝经腧穴，可疏肝理气，足三里属胃经合穴，可运化气血，印堂为经外奇穴，是治疗失眠症的有效经验穴。采用皮内针四穴组合进行埋藏治疗，缩短了治疗时间，既方便患者，又有明显效果。

【出处】周海旺．"安眠四穴"皮内针治疗单纯性失眠症 46 例［J］.中医外治杂志，2013，22（06）：41.

第十四节　面肌痉挛

【穴位选择】主穴：患侧翳风、面神经干（患侧耳屏间切迹与耳垂根连线的中点）；配穴：眼睑抽搐加阳白、四白、瞳子髎；面颊抽搐加颧髎、迎香；口角抽搐加地仓、颊车。

【并用其他疗法】无。

【疗程】主穴每次取 1 个，配穴取 2~3 个，交替使用。埋针后每天按压埋针处 2~3 天，埋针时间一般为 1~2 天，多者 3~4 天，暑热天埋针不宜超过 2 天以防感染，10 次为 1 个疗程。

【取穴意义】面肌痉挛（facial spasm，FS），主要以一侧面部肌肉阵发性的不自主的抽搐为特点，多局限于单侧，故又称为半面痉挛（hemifacial spasm，HFs），是一种临床常见的缓慢进展的周围神经疾病。本病发作与精神因素有关，其症状在情绪激动或紧张时症状会进一步加重，但是查体无其他神经系统病变。尽管该疾病是良性疾病，但它严重影响到患者的日常生活和社交，部分患者甚至出现焦虑、抑郁，因而要及时对患者进行诊断治疗。面肌痉挛多见于 40~60 岁的中老年女性，是典型的成年人疾病，但有年轻化趋势。

中医学认为面肌痉挛的病因一般是由于过度疲劳、紧张，肝火旺盛，有内热或外感风寒引起。治以中医疗法为主，中草药治疗能全面改善病灶部位毛细血管微循环，促进面神经元损伤的修复，起到祛风活络、益气养血、祛风定惊、活血通络、扶正止痉的作用。

皮内针疗法作为《内经》十二刺法中浮刺的演变，《灵枢·官针》曰："浮刺者，傍入而浮之，以治肌急而寒者也"。面肌痉挛缘由风寒外邪侵袭阳明经脉。风为阳邪性主动，善侵上部；寒为阴邪性主收引，因而致使筋脉挛急，故面部口眼肌肉跳动，治宜疏通经脉，息风止痉。皮内针疗法取穴少，刺激轻且留针时间长，配以必要的心理治疗，能起到事半功倍之效。

【出处】于胜华．皮内针治疗面肌痉挛 36 例 [J]．上海针灸杂志，1996，15（03）：141．

第十五节 特发性面神经麻痹

【穴位选择】主穴：太阳、迎香、颊车、地仓、下关；配穴：无。

【并用其他疗法】普通针刺：阳白、攒竹、四白、颧髎、迎香、颊车、地仓、翳风、下关、患侧合谷等穴位。运针得气后留针 30 分钟。

【疗程】埋针后留针 1 天，每天 1 次，每天按压埋针处 5 次，每次 5 分钟，10 天为 1 个疗程，治疗 2 个疗程。

【取穴意义】特发性面神经麻痹也称贝尔麻痹、Bell 麻痹，是由多种原因导致营养面神经的血管痉挛、缺血及面部水肿，可因炎性反应影响面神经支配区血运畅通，出现突然发作的短暂面部肌肉无力，导致一侧面部肌肉下垂，患侧眼睛不能闭合，微笑时只有另一侧有表情等面肌运动障碍。既往研究表明面神经受压髓鞘损伤及神经传导速度下降为本病的主要病理改变，由于骨性面神经管管腔较狭窄，仅能通过面神经，一旦面神经缺血、水肿，可导致面神经卡压，出现不同程度神经损伤及轴索变性。若在疾病早期消除水肿，患者可完全恢复受压神经功能；但若未能及时治疗，随患者病程进展，神经长期压迫和水肿可使神经变性，增加恢复难度，若患者受压神经再生能力较差，可导致不同程度的后遗症。西医治疗以口服类固醇激素和营养神经等药物为主，类固醇激素药物具有较强抗炎、消肿效果，能有效减轻机体炎性反应和局部神经水肿，改善神经受压现象，加速面神经功能恢复。

特发性面神经麻痹，中医学属"口僻""口眼㖞斜"范畴，其病因主要是机体正气不足，风寒之邪侵袭面部经络，气血痹阻，面部足阳明失于濡养，以致肌肉纵缓不收所致。《类证治裁》记载："口眼歪斜，血液衰涸不能荣润筋脉。"《诸病源候论·风病诸候》记载"风邪入于足阳明、手太阳之经，遇寒则筋急引颊，故使口㖞僻，言语不正，而目不能平视"。当机体正气虚弱或卫外不固、脉络空虚时，风寒之邪侵袭其头面部后，更易侵犯阳明、太阳、少阳等经络而导致面部经络阻滞、气血痹阻，继而出现口眼㖞斜等临床症状。面部为阳明经及少阳经循经之处，阳明经为多气、多血之经，应以手足阳明经和面部穴位为主进行治疗。且本病病变区域位于头面部，中医学认为头为诸阳之会，手足三阳经均汇聚于头部，面为阳明之乡，眼睑部为足太阳和足阳明经循行之处，口颊部为手太阳及手足阳明经循行之处，故应以手足三阳经在头面部的穴位为主，疏通头面经络气血。合谷属手阳明大肠经，为阳明经要穴，治疗头面部五官疾病疗效明确。阳明经多气多血，具有振奋阳明经气、补气活血、充盈气血之功效，可以充分濡养面肌，提高治疗效果。

中医学认为，针刺治疗可以有效刺激患者神经兴奋，改善其血液循环，扩张血管，消炎镇痛，同时还能促进穴位局部神经代谢，修复邻近神经损伤。皮内针埋于穴位并定时按压，持续刺激腧穴经络，既能长时间发挥疏风通络效果，充分调动经络系统抗病积极性，又能使针刺与患区生理运动互补从而起到提高疗效的作用，且治疗过程痛感较轻，能缩短病程，易于被患者接受。

【出处】谢静霞. 普通针刺配合揿针治疗特发性面神经麻痹 60 例 [J]. 深圳中西医结合杂志，2018，28（17）：52-53.

第十六节　周围性面神经炎

【穴位选择】主穴：太阳、四白、下关、阳白、地仓、迎香、颊车、翳风等；配穴：无。

【并用其他疗法】星状神经节阻滞：患者仰卧位，头部居中，保持枕骨位置与背部在同一水平面，患者轻轻张口，头部轻微后仰，充分暴露阻滞位置，标记穿刺点，常规消毒后，确保进针方向与皮肤平面垂直，回抽无血及脑脊液即注射利多卡因 8mL 及维生素 B_{12} 100mg，完成阻滞过程。每隔 1 天治疗 1 次，每周治疗 3 次，1 个月为 1 个疗程。

【疗程】埋针后留针 24~48 小时。每隔 1 天埋针 1 次，每周埋针 3 次，1 个月为 1 个疗程。

【取穴意义】周围性面神经炎是一种由茎乳突孔内急性非化脓性面神经炎引起的周围性面神经瘫痪病症，临床上主要表现为口眼㖞斜、一侧面部瘫痪等。在西医主要治疗原则为抗炎、抗感染、改善面部微循环、消除水肿、营养神经等，星状神经节阻滞也是临床常用治疗措施之一，主要是向包含星状神经节的结缔组织内注射药物，进而实现对头部、面部、颈部、上肢等交感神经的阻滞效果。

中医学则认为，周围性面神经炎的主要诱因归结于患者经络空虚、正气不足，致使外邪入侵、脉络阻滞，治疗过程中将祛邪通络补虚作为治疗原则。对周围性面神经炎患者应用星状神经节阻滞结合揿针埋针治疗方式实施救治，中西合璧，显著提高临床治疗结果。

【出处】乌娅汗. 星状神经节阻滞结合揿针埋针治疗周围性面神经炎的效果 [J]. 临床医药文献杂志，2017，4（86）：16879.

第十七节　顽固性面瘫

【穴位选择】主穴：眼睑下垂：攒竹、丝竹空、阳白、鱼腰；鼻部：迎香；口㖞斜：颊车、地仓、牵正；人中沟歪斜：人中；下唇歪斜：承浆或夹承浆。配穴：无。

【并用其他疗法】小续命汤加减，麻黄 3g，肉桂 4g，甘草 5g，杏仁 10g，党参 10g，防风 18g，防己 10g，黄芩 10g，川芎 10g，白芍 10g，制附子 10g，地龙 15g，全大蜈蚣 1~2 条。恶寒、头项强痛、身痛者，加羌活；项背强、项强者，加葛根；身热、烦渴或头额痛者，加生石膏；唇舌深红面身热者，加夏枯草、大青叶或板蓝根；久病或素体虚弱者，加黄芪、白术、当归、枸杞子等。每日 1 剂，加水 600mL 煎取药汁至 200mL，分 2 次服。7 天为 1 个疗程，连用 5 个疗程。

【疗程】一般埋针 1~2 天，多者 6~7 天，暑热天不宜超过 2 天，严格消毒以防止感染。共 5 周。

【取穴意义】周围性面瘫为临床常见病，确切病因尚不明了，治疗方法多种多样，缺乏标准的治疗方案。一般有针刺，外敷、内服中草药等治法，确有一定疗效。如果病变程度严重或延误诊治或治不得法而成为顽固性面瘫的也不在少数。

中医学认为，本病多由络脉空虚，风寒风热之邪，乘虚侵袭面部筋脉，以致气血阻滞，肌肉纵缓不收而成面瘫。有关报道提示面神经受损程度取决于茎乳突孔内急性炎性水肿的程度和持续时间。水肿时间越长，受损程度越重，面神经受压时间越长，面神经越易变性而损伤严重。

皮内针埋藏是以中医学基本理论，尤其是以经络学说中有关"皮部"理论为指导。《素问·皮部论》所说："欲知皮部，以经脉为纪。""凡十二经络脉者，皮之部也。"皮部就是十二经脉及其所属络脉在皮表的分区，也是十二经脉之气的散布所在。针对既往有针刺及中西药施治经历且疗效不明显的患者，经皮内针埋藏后，其症状逐步改善，更说明皮内针的应用，在于持久发挥其治疗作用。观察中发现皮内针埋藏对眼睑下垂症状改善尤为明显。小续命汤见于《备急千金要方》，有祛风止痉功用，多用于风中经络之症，可起到祛风通络，调和气血，使筋肉得温煦濡润，面瘫可愈也。

【出处】李卫东. 皮内针配合中药内服治疗顽固性面瘫疗效观察［J］.光明中医，2008（05）：605-606.

第十八节　三叉神经痛

【穴位选择】主穴：下关、颧髎、受累三叉神经分支区任选一穴及扳机点；配穴：无。

【并用其他疗法】电针治疗：主穴取患侧风池、翳风、扳机点。配穴取双侧合谷、太冲，取健侧侧三里、侧下三里（侧三里穴直下2寸）。三叉神经Ⅰ支痛加攒竹、阳白、鱼腰、太阳，任选两穴使用。Ⅱ支痛者加迎香、四白、口禾髎、颧髎，任选两穴使用。Ⅲ支痛加夹承浆、颊车、下关，任选两穴使用。局部穴位浅刺久留针，远端穴位深刺强刺激，得气后施以平补平泻手法，健侧侧三里和侧下三里针刺可用补法，留针30分钟，每日针刺1次。在治疗期间，均注意避风寒、忌生冷、减少刺激。

【疗程】埋针后每日按压3次，1~2天后更换。7天为1个疗程，疗程之间休息2天，共3个疗程。

【取穴意义】三叉神经痛（trigeminal neuralgia，TN）是原发性三叉神经痛（primary trigeminal neuralgia）的简称，表现为三叉神经分布区内短暂的反复发作性剧痛。疼痛常发于一侧，并多累及一支，也可累及两支或三支，临床上以第Ⅱ、第Ⅲ支疼痛多见。西医在临床治疗上仅对症治疗，以解痉镇痛和营养神经的药物为主，副作用大，复发率高。

原发性三叉神经痛，中医学属"面痛""面风痛""面颊痛"等范畴。《张氏医通》："面痛不能开口言语，手触之即痛，此是阳明经络受风毒，传入经脉，血凝滞而不行。"本痛是由于外感风邪、情志不调等因素，阻滞经络，血脉不通，治宜疏风散寒，行气活血，通络止痛，针灸以局部阳明经穴为主，辅以太阳、少阳远端穴位。风池为少阳胆经穴，是治疗风病要穴，疏风解痉；合谷为手阳明经原穴，有"面口合谷收"的说法，与太冲相配合称"四关穴"，乃远道取穴，两穴合用调理阴阳，疏肝解郁，行气活血，通经络止痛。取董氏奇穴中的侧三里和侧下三里补气健脾，活血止痛，对此病有特殊的疗效，在此两穴针刺得气后用补法以扶正祛邪。远端取穴宜强刺激，以达到"气至病所"的目的。其余为局部取穴以疏通局部经气。用电针密波刺激，可直接刺激三叉神经干，作用于神经纤维组织，改善疼痛区域的血液循环，使痉挛的肌肉缓解，改变三叉神经的异常发电，阻滞疼痛的传导，使三叉神经系统的缺血得以改善，因此发挥镇痛作用。用撤针直刺面部扳机点，直接作用于经络痹阻之处，以"静以久留"的补法，扶正祛邪，疏通面部经络，达到"通则不痛"的效果。同时撤针持久的刺激穴位，能有效改善面部神经血液循环，达到祛风通络、活血止痛之效。

【出处】邹昆．电针配合撤针治疗原发性三叉神经痛 40 例疗效观察 [J]．大家健康（学术版），2015，9（13）：8-9.

第十九节　心脏神经官能症

【穴位选择】主穴：心俞、厥阴俞、膻中、巨阙、三阴交；配穴：脾俞、丰隆、气海。

【并用其他疗法】无。

【疗程】埋针 3 天休息 1 天，埋针 6 次为 1 个疗程。埋针期间，每天按压施针部位 3 次，以每次 2 分钟，以局部产生微痛感为宜。

【取穴意义】心脏神经官能症（cardiac neurosis）又称功能性心脏不适、神经血循环衰弱症或奋力综合征、心血管神经官能症，国外称为神经性循环系统功能障碍或神经性循环无力症或高敏症等。是以心悸、气短、胸闷、心前区痛为主要表现，并伴有失眠、多汗、胆怯、焦虑及梅核气等神经官能症症状的一种心血管系统功能紊乱综合征，是神经官能症中的一种特殊类型，病因与神经官能症极为相似。心脏神经官能症主要由于各种精神因素刺激，使中枢神经系统功能失调，并影响自主神经功能紊乱，进而导致心血管系统功能异常。本病临床症状虽多，但理化检查常无特异性指标。

心脏神经官能症属中医学"心悸""心痛""郁证"范畴。多发生于体力活动过少的青壮年，女性较多。中医学理论认为，心血不足、心失所养、精神抑郁、痰气郁结、心阳不振、心脉阻滞均可导致心神不宁出现心悸、心痛等症状。强烈的精神刺激、过度的脑力劳动及平素思虑过度之人极易诱发本病或使病情加重。临床可选取具有调气定悸、宁心安神作用的主穴，心血不足者加脾俞以益气养血，痰盛者加丰隆以和中化痰，心阳不振者加气海以助阳益气。皮内针埋针疗法操作简便，痛苦小，安全可靠；能减少患者跑医院针灸的次数和时间；可延长埋针时间增加穴位刺激，提高疗效；治疗过程中不影响患者正常工作和生活。

【出处】郭晓原，白岩. 皮内针治疗心脏神经官能症 26 例［J］. 实用中医内科杂志，2002（02）：111-112.

第二十节　吞咽障碍

【穴位选择】主穴：廉泉，夹廉泉，翳风，颈 3、4、5 夹脊穴，阿是穴（让患者做吞咽动作，如感到吞咽时的不适点，即是阿是穴）；配穴：无。

【并用其他疗法】①内科常规药物治疗，根据患者病情给予降颅压、稳定血压、改善脑循环、营养脑神经等药物对症处理；②神经肌肉电刺激治疗；③言语吞咽治疗师指导。

【疗程】皮内针留针 24 小时，隔日 1 次，10 天为 1 疗程，连续治疗 2 疗程。

【取穴意义】吞咽障碍（deglutition disorders）指由多种原因引起的、发生于不同部位的吞咽时咽下困难。脑卒中后吞咽障碍的发生机制是由于脑卒中后引起吞咽神经、迷走神经和舌下神经损害，导致延髓反射功能异常，喉反射延迟及与吞咽相关的肌肉运动协调性降低，使口内食物不能自主地运送至食管完成吞咽过程。临床上对于吞咽障碍，西医多采用一些被动支持疗法，目前治疗主要有吞咽功能训练和神经肌肉电刺激（neuromus-cular electrical stimulation，NMES）等。吞咽功能训练主要强化吞咽肌群的力量及协调性和灵活性，防止咽部肌群发生废用性萎缩，从而改善吞咽肌的生理功能。但吞咽训练治疗周期长，常配合其他康复方法来促进吞咽功能的恢复。NMES 是近年出现的治疗吞咽障碍的技术，通过一定强度的电刺激来刺激咽喉部肌肉以诱发和促进肌肉收缩，增强肌力，通过反复刺激兴奋大脑的高级运动中枢，促进神经系统的重组，改善吞咽机制的运动控制，恢复吞咽功能。两者结合对吞咽功能的改善已多有报道。

中医学认为中风所致的吞咽障碍，症在咽，病在脑，治以疏经通络，醒脑开窍。近年来针刺疗法在脑卒中后吞咽障碍的治疗中取得较大进展，但普通针刺法不能与吞咽功能训练同时进行。埋针疗法在埋针后，患者仍可随时进行吞咽训练，且埋针的持续穴位刺激作用进一步加强了吞咽肌群的收缩，可增强疗效。皮内针是古代针刺留针方法的发展，通过针体嵌入皮下后，给皮肤和络脉产生持续而稳定的针刺刺激，达到扩张血管、改善脑部血流灌注、提高大脑兴奋性、促进中枢神经系统功能恢复、改善脑部能量代谢的目的，最终通过对中枢神经的调节作用，促进吞咽反射的重建和吞咽功能的恢复。而局部皮内针埋针治疗，还可直接持续刺激吞咽肌群的收缩，具有改善咽喉及局部其他器官的血液循环作用。廉泉穴、夹廉泉穴、翳风穴均为咽喉重要穴位，其深部为下颌舌骨肌、舌肌、舌下神经等，此穴位埋针后将给予持续刺激以促进吞咽肌群的收缩。颈夹脊穴接近延髓吞咽反射中枢，直接刺激有通利咽窍、促进吞咽功能恢复的作用。另外，埋针期间不仅不影响患者的日常生活，还可与咀嚼吞咽等活动相结合，随时有效地配合吞咽功能训练，行气活血，通经活络，提高吞咽功能。

【出处】孙丹，徐纬，陈娜．皮内针埋针对脑卒中后吞咽障碍患者的吞咽功能和表面肌电图的影响［J］．针刺研究．2018，43（02）：118-122.

第二十一节　中风后尿失禁

【穴位选择】主穴：耳穴肾、膀胱、肝、腰骶部、皮质下；配穴：无。

【并用其他疗法】艾灸中极、关元、膀胱俞、关元俞。温度 40℃，时间 30 分钟，每日 1 次，15 天为 1 个疗程，连续 2 个疗程。

【疗程】耳穴埋针：热天 1~2 天，冷天 3~7 天，双耳交替换，15 天为 1 疗程，连续 2 疗程。

【取穴意义】中风（stroke）又称为脑卒中，是中老年人的常见病和多发病，尿失禁则是中风的常见后遗症，据文献报道，中风患者在发病后 1 周内，尿失禁的发生率约为 42.4%。现代医学认为中风后尿失禁是由于大脑的排尿中枢及其下行的神经纤维不完全性受损，对膀胱的反射抑制作用减弱所致。目前暂无特效药物治疗，加之多为高龄患者，基础疾病较多，用药安全性较差。目前临床多采用中西医结合疗法进行治疗，但疗程长，患者依从性差。

中医学对尿失禁早有认识，《素问·宣明五气》曰："膀胱不利为癃，不约为遗溺。"《诸病源候论》提出"小便不禁者，肾气虚"。中医学认为，本病病位在膀胱，病机为肾虚不固，膀胱失约。关元为任脉要穴，艾灸可补元气，培肾固本。中医学认为耳穴是"宗脉所聚"，且通过经络与脏腑也有密切关系，如《类经》曰："手足三阴三阳三脉皆入耳中。"故针刺耳穴能协调阴阳，调和诸脏腑。临床遇五脏六腑发生病变时，同一脏腑的背俞穴和募穴常常配合使用，称为俞募配穴。俞募配穴在临床上多用于诊治与其相应的五脏疾病，腹募穴多治疗腑病，背俞穴与其相应的募穴联用称为俞募配穴。俞募配穴法充分体现了经络调节阴阳的作用，对治疗阴证阳证并见的脏腑病症疗效显著。通过俞募相配，一前一后，一阴一阳，对机体脏腑间的阴阳平衡调节起着积极作用，以期达到"阴平阳秘，精神乃治"，并最终治疗疾病的目的。膀胱的募穴为中极，中极亦为任脉重要腧穴，内为胞宫精室所居，有培下元、助气化、调血室、温精宫、理下焦、利膀胱之功。

《证治准绳》："……则肾为耳窍之主，心为耳窍之客。"所以肾与耳的关系密切，而肾与膀胱相表里，在膀胱的相应部位取穴，可使膀胱气化得力，取肾穴以补肾培元，通利水道；皮质下有调节大脑皮层兴奋的功能；肝主筋可调冲任二脉，肝经绕阴器，抵少腹，刺激肝穴有利于控制尿道括约肌。揿针作为新型皮内针针具，具有高安全、舒适、无创痛的创新性特点，用于耳穴埋针治疗，在刺激量和治疗方面，远胜于耳穴压丸疗法。

【出处】朱小燕，胡菊英，陈秋婉，赵瀛. 耳穴揿针联合艾灸俞募配穴治疗中风后尿失禁的疗效观察［J］. 中国现代医生，2018，56（03）：124-127.

第二十二节　类风湿关节炎

【穴位选择】主穴：关元、左肾俞为一组，气海、右肾俞为另一组，2组穴位隔日交替使用；配穴：无。

【并用其他疗法】埋入皮内针后，用艾条对患处行回旋灸，以患处皮肤微红为度，每日 2 次。

【疗程】埋针后每天更换，10 天为 1 个疗程。

【取穴意义】类风湿关节炎（rheumatoid arthritis，RA）是一种自身免疫病，以侵蚀性关节炎为主要特征，其病理基础是滑膜炎。发病初期的关节表现为关节晨僵、肿胀、疼痛等。最后可发生关节畸形，并丧失关节正常的功能。目前病因未明，不仅对人体健康危害大，治疗难度也大。

中医学将类风湿关节炎归为"痹病"范畴，医圣张仲景在《金匮要略》中将类似病症命名为"历节风"，是以肌肉、筋骨、关节发生酸痛、麻木、重着、屈伸不利，甚或关节肿大灼热等为主要临床表现。中医辨证大致可分为风寒湿痹与热痹两类，风寒湿邪乘虚侵袭人体，注于经络，留于关节，使气血痹阻而为风寒湿痹。皮内针经较长时间埋藏，可起到持续刺激、巩固疗效及防止复发的作用，合用灸法则可温通经络，调和气血，散寒除痹，尤其适合于风寒湿痹型类风湿关节炎的治疗。

【出处】朱冠珏. 皮内针加艾灸治疗风寒湿痹型类风湿性关节炎 28 例观察［J］. 安徽中医临床杂志，2002（01）：28.

第二章 外科病症

第一节 乳腺增生症

【穴位选择】主穴：耳穴乳腺点、肝、内分泌、内生殖器、神门。配穴：无。

【并用其他疗法】中成药逍遥丸，口服，每次 8 粒，每日 3 次。

【疗程】耳穴留针 3~5 天（夏季 1~2 天），留针期间，嘱每日用手指按压埋针处 2~3 次，每次 1~3 分钟，以加强穴位刺激，取针后休息 3 天，再行埋针，5 次 1 个疗程。

【取穴意义】乳腺增生症（cyclomastopathy）是育龄期妇女的常见病和多发病，是一种乳腺导管上皮及其周围结缔组织或乳腺小叶的良性增生性疾病。临床以乳房肿块和乳房胀痛为特征，且乳房胀痛多在月经前、生气或劳累后加重，经后减轻或消失。肿块为一侧或双侧，可单发，但常多发，多位于乳房外上象限，呈椭圆形、片状或条索状，质实韧，表面不光滑，边界欠清，有压痛，腋下淋巴结不肿大。西医治疗一般是给予个体化心理干预和药物干预，必要时结合活检以决定是否手术。治疗时应针对不同的临床表现及病理学类型予以分别对待。对于持续性存在的严重乳腺疼痛患者，可予以三苯氧胺治疗，该药治疗效果较好，但因其对子宫内膜及卵巢有影响而不宜长期服用。需要特别注意的是，药物治疗不能有效缓解乳腺增生症的病理学改变，也不能根治，只能缓解疼痛的症状。

乳腺增生症，中医学属"乳癖"范畴，多因肝郁气滞或冲任失调等所致，临床首选中药治疗。中医学认为耳穴是"宗脉所聚"，并且通过经络与脏腑有着密切关系，如《类经》曰："手足三阴三阳三脉皆入耳中。"故针刺耳穴能协调阴阳，调和诸脏腑。耳穴选取乳腺点为相应病变点取穴，肝穴有疏肝理气之功，内分泌和内生殖器有调整人体微量性激素之用，神门穴有镇静安神止痛的作用。中成药逍遥丸中含柴胡、薄荷疏肝解郁，当归、白芍养血柔肝，生姜、白术、茯苓、甘草健脾和胃，总体具有疏肝解郁，养血健脾之功，对情志不遂、肝郁气滞、肝脾失调之证尤为见效。

【出处】苏义生，邵玉梅. 耳穴揿针合逍遥丸治疗乳腺增生症 20 例治疗体会［J］. 中国乡村医药，2007（12）：38.

第二节　良性前列腺增生

【穴位选择】主穴：耳穴前列腺、尿道、肾、三焦、膀胱、内生殖器；配穴：焦氏头针双侧生殖区（额角处向上引平行于前后正中线 2 厘米长的直线）及双侧足运感区（前后正中线的中点旁开左右各 1 厘米，向后引平行于正中线的 3 厘米长的直线）。

【并用其他疗法】隔姜灸：取鲜姜 1 块，切成 0.3 厘米厚的圆形姜片数片，姜片中央制备数个小孔。埋入皮内针后，患者仰卧位，点燃大艾炷置于姜片上，将姜片置于关元、中极穴上施灸，连续灸 3~5 壮，再改俯卧位，将姜片置于膀胱俞、肾俞，使温热透入皮肤，当艾炷燃烧至患者有烧灼感时，用 0.1 厘米厚的薄姜片垫在厚姜片下，以患者穴区有较强温热感，泛发红晕但不烫伤患者肌肤为度。隔日 1 次，共 15 次。

【疗程】耳穴两耳交替埋针，每次选 3 个穴位，每次留针 24 小时，每隔 4 小时轻按埋针处 2 分钟。

【取穴意义】良性前列腺增生（benign prostatic hyperplasia，BPH）是中老年男性常见疾病之一，随着社会老龄化加剧，发病人数日益增多。有关前列腺增生的发病机制研究颇多，但病因仍未能阐明。其症状表现为小便次数增多，尤其是夜尿频多；排尿困难，包括排尿费力、尿流中断、排尿不尽、尿流变细；若因气候变化、劳累、饮酒、房事或感染等，还极易引起尿潴留，造成极大痛苦，严重影响患者生活质量。

良性前列腺增生在中医学范畴中属"癃闭""淋证"，本病多因肾阳不足，命门火衰，三焦气化失司，阳衰无以化阴，膀胱气化无权所致，病位在膀胱。《灵枢·口问》云："耳者，宗脉之所聚也。"耳通过经络与人体五脏六腑、四肢百骸相联系，耳与脏腑息息相关。各脏腑组织在耳郭均有相应的反应区，刺激耳穴，对相应脏腑有一定的调节作用。耳穴选取前列腺、尿道、肾、三焦、膀胱、内生殖器，直接作用于患病部位，意在疏调三焦，清热利水通淋，补肾益气益精。艾灸本身有强健补虚作用，灸关元、中极、膀胱俞、肾俞，培肾固本，补气回阳，理气活血，通调冲任，阴得阳以生，肾中精气盛而病自愈。生姜含有姜辣素及多种挥发油，降逆止呕，祛风散寒，结合艾灸温通双补，共奏温阳补肾，化气利水之功，收效甚好。皮内针可长时间留针，延长针刺刺激时间，可以更好地激发经气，祛除邪气，从而强化疏通经气的作用。头为诸阳之会，手足六阳经均上行于头面，头为精明之府，脑为元神之府，皮内针刺激生殖区配合足运感区，可有效地控制前列腺，改善夜尿频多、尿频尿急的症状。皮内针结合隔姜灸对良性前列腺增生的效果较为显著，有强壮补虚保健作用。

【出处】杨沫，黄瑞信，石瑜，吴志明．皮内针结合隔姜灸治疗良性前列腺增生的30例［J］．云南中医中药杂志，2018，39（06）：99-100．

第三节　慢性前列腺炎

【穴位选择】主穴：前列腺、肝、肾、膀胱、尿道、脑点；配穴：无。

【并用其他疗法】无。

【疗程】每次选一侧耳穴，埋针3~5个。每日按压埋针处3~5次，以局部微痛为度，每次留针3~5天，5次为1个疗程，疗程间隔1周。

【取穴意义】慢性前列腺炎（chronic prostatitis，CP）是前列腺炎中最常见的类型。按照美国国立卫生研究院（NIH）的分类方法，前列腺炎分为四型：Ⅰ型，急性细菌性前列腺炎；Ⅱ型，慢性细菌性前列腺炎；Ⅲ型，慢性前列腺炎（慢性骨盆疼痛综合征）：Ⅳ型，无症状性前列腺炎。本病即NIH分型中的Ⅲ型前列腺炎。慢性前列腺炎患者的（前列腺按摩液/精液/前列腺按摩后尿液）细菌培养结果呈阴性。本病主要表现为长期、反复的骨盆区域疼痛或不适，持续时间超过3个月，可伴有不同程度的排尿异常症状和性功能障碍，严重影响患者的生活质量。

慢性前列腺炎是临床常见泌尿系疾病，目前多以药物治疗为主，由于其病变部位的特殊性，用药有一定局限。揿针埋穴取前列腺、尿道、膀胱，可通过经络作用直达病所以祛邪，取肝、肾、脑点扶正以治本。以上穴位并用标本兼顾可以调节经络，运行气血，平衡阴阳，消瘀散滞，减轻局部瘀血和水肿，促进病变组织的康复。

【出处】郑敏，郝秀兰，李春梅，李晓光. 揿针治疗慢性前列腺炎30例［J］. 中国针灸，2000（01）：12.

第四节　硬膜外麻醉术后尿潴留

【穴位选择】主穴：关元、中极、三阴交；配穴：无。

【并用其他疗法】无。

【疗程】埋针1次。

【取穴意义】尿潴留（urinary retention）指膀胱内充满尿液而不能正常排出。按其病史、特点分急性尿潴留和慢性尿潴留两类。急性尿潴留起病急骤，膀胱内突然充满尿液不能排出，患者十分痛苦，常须急诊处理；慢性尿潴留起病缓慢，病程较长，下腹部可触及充满尿液的膀胱，但患者不能排空膀胱，由于疾病长期存在，患者适应了痛苦，所以症状反而不重。

腰麻或硬膜外麻醉是普通外科腹部脏器手术的常规麻醉方式，但麻醉药物对盆腔骶神经、会阴部及排尿低级中枢均有抑制作用，可导致排尿不畅。术后尿潴留指术后8小时内不能排出尿液，膀胱内尿量＞600mL，出现腹胀、排尿困难或患者不能自行有效排空膀胱，残余尿量＞100mL者。术后尿潴留的发生率约为0~44%，若治疗不当，可使膀胱过度膨胀，从而损伤逼尿肌；若实施导尿术，可增加患者痛苦和感染的概率；若发生感染，则可加重排尿障碍，从而引起恶性循环。现代医学认为，由于麻醉药物对盆腔骶神经、会阴部以及排尿反射初级中枢有抑制作用，麻醉越深，抑制时间越长，膀胱越充盈，就越容易出现排尿困难，形成尿潴留；麻醉药物没有完全代谢之前，患者对膀胱充盈感觉不敏感，待麻醉完全清醒后，膀胱充盈已久，膀胱壁肌肉失去原有收缩力，不易在短时间内恢复，导致排尿不畅；术前使用阿托品可抑制膀胱逼尿肌收缩功能。此外，患者不习惯卧床排尿或因切口疼痛、情绪紧张等原因均会引起尿潴留。

尿潴留属中医学"癃闭"范畴，表现为小便量少，点滴而出，甚则闭塞不通。癃闭的病因为内伤情志、外感六淫、饮食失宣及水道阻塞；发生机理主要与膀胱、三焦气化失常有关。术后气血亏虚，离经之血则瘀，气血滞于脏腑之间，使经脉流通不畅，从而出现脏腑功能失调，产生尿潴留。关元穴是任脉与足三阴经交会穴，针刺该穴能鼓舞三焦、膀胱气化，有启闭通利之功效；中极穴为元气之根本，能治内急不通之诸症；三阴交穴为足三阴经交会穴，主要应用于生殖系统疾病、泌尿系统疾病、消化系统疾病及水液代谢障碍等。揿针埋刺关元、中极、三阴交三穴可调理水道，温补真元，鼓舞膀胱气化司职，从而使小便通利。

【出处】朱敏，朱璇璇. 揿针疗法治疗硬膜外麻醉术后尿潴留的效果评价［J］. 中西医结合护理（中英文），2018，4（12）：83-85.

第五节　勃起功能障碍

【穴位选择】主穴：八髎穴，即上髎、次髎、中髎和下髎，左右共 8 个穴位；配穴：无。

【并用其他疗法】口服枸橼酸西地那非片 12.5mg，隔日 1 次，房事前 1 小时加用 25mg。

【疗程】揿针保留 24 小时，隔日 1 次，6 次为 1 个疗程，疗程间休息 3 日，连续治疗 3 个疗程。

【取穴意义】勃起功能障碍（erectile dysfunction，ED）指 3 个月以上阴茎持续不能达到或维持足够的勃起以完成满意的性生活，是男性性功能障碍中的多发病，以无法插入阴道（勃起时硬度不足）与无法完成行房（勃起后持续时间太短）为典型临床表现。该病给患者的身心造成巨大痛苦，严重影响身心健康和夫妻感情，甚或导致家庭破裂。近年来，ED 的发病率呈现逐渐增高趋势。ED 的发病机制目前尚未完全明确，年龄、心血管疾病、糖尿病、内分泌紊乱以及吸烟、酗酒等不良生活习惯等均为 ED 发生的危险因素，按照病因将其分为心理性 ED、器质性 ED 和混合性 ED 三类，其中混合性 ED 占比最大，约为 45.2%。

现代医学对 ED 的治疗主要以药物治疗为主，5 型磷酸二酯酶抑制剂

（PDE5 抑制剂）作为 ED 的一线治疗药物在临床上被广泛应用，其通过抑制 PDE5 活性，从而提高 cGMP 浓度，进一步诱导阴茎血管及海绵窦平滑肌松弛，增加阴茎动脉血流。枸橼酸西地那非片是临床上最早被应用于治疗 ED 的 PDE5 抑制剂，但研究表明单独使用该药只能对 70%~80% 的 ED 患者有效，且易产生头痛、面部潮红、消化不良、头晕、视觉异常等不良反应，特别对有心血管等高风险影响因素的患者，该药的使用具有很大的局限性。

祖国传统医学将 ED 归属于"阳痿""阴痿""筋痿"范畴，病因多为肝郁不舒、命门火衰、心脾亏虚等，根在肝肾两虚，筋失濡养，痿弱不起。现如今，越来越多的学者发现中医学在治疗 ED 上具有独特的优势和特色。针刺治疗 ED 历史悠久，针刺可通过调节激素水平增强局部神经的兴奋性，改善患者的交感神经兴奋性，从而改善性功能。通过针刺穴位，针对引起 ED 的虚、寒、瘀等多种病因，达到调补阴阳、补助正气、通宣气血的作用，对肝气不舒者达到通畅经络之功，对肾精不足者达到温补肾气之功，最终以达到通补互用之目的。其疗效确切肯定，具有安全、毒副作用小、操作简单的优点，并且易为患者及家属所接受，目前临床广泛应用。

八髎穴最早见于《黄帝内经》，位于足太阳膀胱经，分上髎、次髎、中髎、下髎 4 组，共 8 个穴位。是足厥阴肝经、足少阳胆经之交会穴，具有柔肝补肾、调补冲任、调经行气等功效，目前八髎穴已大量应用于治疗痛经、盆腔炎等妇科盆底疾病，其原理亦是利用其柔肝补肾之功效。同时，肝主筋，肝经绕阴器而行，故阴器病变必然会在八穴上显现，通过揿针针刺八髎穴，柔肝补肾，调补阴阳，使宗筋得以濡养，从根本上治疗 ED。西医解剖学已证实骶丛神经从骶骨前缘的骶前孔出口处经过，经过骶后孔的神经中包括支配海绵体和阴茎血管的神经纤维，通过刺激穴位，增加神经纤维的正反馈，改善阴茎勃起功能，为八髎穴治疗 ED 提供了解剖基础。揿针针刺疗法归属于针刺疗法中的"埋针法"，是将揿针刺入穴位并固定，取自传统医学中"静以久留"，给穴位以微弱而持久时间的刺激，从而增强针刺治疗的效果。在患者能正常活动的情况下亦可给予持续性的刺激和治疗，比传统针灸模式疗效更确切，优势更明显。

【出处】于文晓，刘绍明，孙宁，杨立杰，张岳阳. 揿针配合枸橼酸

西地那非治疗勃起功能障碍疗效观察 [J]. 针灸临床杂志，2018，34
（01）：27-30.

第六节　混合痔术后疼痛

【穴位选择】主穴：双侧承山、中髎、下髎；配穴：无。

【并用其他疗法】混合痔外剥内扎手术结束后，常规抗感染、止血治
疗；予以硝矾洗剂（院内制剂）40g加水适量熏洗后坐浴；距离肛门30厘
米红光照射治疗，每次照射30分钟，每日3次，再行换药。开始进食后给
予酮咯酸氨丁三醇胶囊，首次口服2粒（20mg），后每4~6小时口服1粒
（10mg），且每日最大剂量不超过40mg。

【疗程】留针24小时，每日治疗1次。5日为1个疗程。

【取穴意义】混合痔（mixed hemorrhoids）指在肛门同一方向同时存在
内痔和外痔。齿状线以上为内痔，齿状线以下为外痔，当痔核越过齿状
线，同时患有相互连续或融合的内痔和外痔，则称之为混合痔，临床主要
表现为肛门肿块脱出，可伴有便血、疼痛、瘙痒及肛门坠胀感等其他症
状。痔疮是肛肠科最为常见的疾病，其中混合痔约占全部痔疮的22.8%，
女性多于男性。部分较为严重的混合痔需要手术治疗，但术后常见有疼
痛、出血、肛门狭窄、粪块嵌塞、尿潴留等并发症，而疼痛是肛肠病术后
的首位并发症，特别是每次排便、换药时更让患者疼痛难忍。西医临床上
常用于混合痔术后镇痛的方法包括药物口服、肌肉注射、栓剂塞肛、静脉
给药、手术创面使用长效麻醉剂、穴位针刺镇痛、运用术后止痛泵等。

痔疮术后的疼痛在祖国医学中属于"金伤"或"痛证"范畴。中医学
强调"不荣则痛，不通则痛"，混合痔术后由于手术损伤，患者体质发生
改变，足太阳膀胱经脉之气受阻，运行不畅，阳气不布，气血不足，不荣
则痛；加之久病入络，久病必瘀，络脉不通，不通则痛，自然而然会产生
疼痛，而病情长短、个人疼痛耐受能力、加之创面损伤大小及炎性反应、
平素排便状况、术后换药等诸多因素都影响到疼痛程度。祖国医学在金伤
疼痛治疗方面方法多样，特别是对肛肠病术后疼痛问题处理上方法齐全，
有中药口服、熏洗、坐浴、针刺、艾灸等，可以弥补临床上肛肠疾病术后

疼痛处理上的不足。混合痔术后选取承山、中髎、下髎穴揿针埋针有明显的止痛效果。

承山、中髎、下髎穴皆归属于足太阳膀胱经，膀胱经别"别入于肛"，承山主针诸痔漏，自古就有不少关于承山治疗痔疾的针灸记录，如《医学纲目》中记录："针灸痔，独取足太阳。经云：足太阳之脉，所生病者痔疟……盖后世取承山穴者是也。"《刺灸心法要诀》记录："血箭痔与内痔同……宜灸承山穴。"中髎、下髎穴是取其近治作用，所谓经脉所过，主治所及，二穴能疏导肛门局部气血，同时还能促进盆底神经传导，调节脏腑功能，揿针穴位埋针使肛门瘀滞的气血得以疏导，通则痛减。揿针埋针是针刺疗法在临床的延伸和发展，通过揿针对穴位的不断刺激，达到持续止痛效果。

【出处】曾慧明，李忠卓，赵晶，姜少辰，等．针药结合治疗混合痔术后疼痛 40 例临床观察［J］．中国民族民间医药，2019，28（04）：85-88.

第七节　肛肠病术后疼痛

【穴位选择】主穴：双侧承山、长强穴；配穴：无。

【并用其他疗法】无。

【疗程】埋针后，拇指按揉皮内针埋针处，使产生酸、麻、胀等感觉。每穴按揉 5 分钟，第 1 天按揉 3 次，后 2 天按揉 1 次，3 天后起针。

【取穴意义】肛裂（anal fissure）、肛瘘（anal fistula）及混合痔（mixed hemorrhoids）等肛肠病术后患者由于肛周神经比较丰富，术后皮下神经遭破坏故疼痛较为剧烈，被患者称之为"天下第一痛"。

医者以痛为腧，取长强穴针刺直达病痛周围，并在远端取承山穴以求疏通经络，调和气血，"通则不痛"。现代实验室研究证实针刺可以使人体内产生 5-羟色胺、吗啡样物质，可引起各级有关痛觉中枢介质的变化，从而对各种痛觉起镇痛的调制作用。皮内针埋针起到"静以久留"，增加对穴位的持久刺激时间，从而提升治疗效果。

【出处】刘子云，潘桂英，崔雅飞．皮内针治疗肛肠病术后疼痛 120 例［J］．针灸临床杂志，2002（06）：16.

第八节 胸胁迸伤

【穴位选择】主穴：痛点（有几个痛点就埋几个皮内针）；配穴：内关、后溪、鱼际、悬钟穴。针刺得气后，令患者闭口咳嗽 3 声以运周身之气血使之通畅。

【并用其他疗法】无。

【疗程】埋针 1 次。

【取穴意义】胸胁迸伤指胸胁部含气迸伤，为临床常见多发病之一。本病是多因外伤、暴力的撞击或挤压但又不足以使肋骨骨折时，比如搬推提拉用力不当、过度或在旅游中大步登山，挤车，大笑，打喷嚏，咳嗽等所导致的胸胁部气机壅塞，胸部扳紧掣痛，胸闷不舒的一种病症，俗称"岔气""闪气"，轻者只是咳嗽时有痛感，重者深呼吸时也有疼痛感，但无红肿、皮下瘀血。有的病情迁延数年之久，时轻时重，给人很大痛苦，严重影响工作学习和生活。往往药疗、理疗等治疗效果都不令人满意，推拿治疗效果较好，但在推拿治疗前要首先明确诊断，排除骨折、肿瘤等其他疾患引起的胸胁疼痛。通过推拿手法达到行气活血、疏经通络、理筋整复的作用。气行则血行，气血畅通，胸胁舒松；经络疏通，通则不痛；筋脉理则顺，顺则松，松则通；关节不正则痛，正则不痛。运用皮内针在疼痛点埋针则更加直接，可起到立竿见影之效。

【出处】李有法，胡培林. 皮内针治疗胸胁迸伤 124 例［J］. 上海针灸杂志，1996，15（03）：250.

第三章　骨科病症

第一节　颈肩部病症

一、落枕

【穴位选择】主穴：阿是穴、肩中俞、肩外俞、肩井及阿是穴（颈部旋转屈伸活动后出现的新痛点）；配穴：无。

【并用其他疗法】埋针 15 分钟内让患者颈部活动配合运动治疗。

【疗程】让患者颈部旋转屈伸运动、感受其他阿是穴、补埋揿针的治疗次数为 2~3 次，治疗 1 次后评定疗效。

【取穴意义】落枕（stiff neck）指因睡眠不当而引起的项背部明显酸痛，颈部活动受限的一种常见病。落枕又称失枕，多因睡眠姿势不良或感受风寒后所致，症状为一侧颈部出现疼痛、酸胀，可向上肢或背部放射，活动不利，活动时患侧疼痛加剧，严重者头部歪向病侧。现代医学中类似于急性颈椎关节周围炎或颈肩部肌肉筋膜炎，当属睡眠姿势不良或感受风寒刺激所导致的局部代谢障碍（如乳酸、丙酮酸等酸性物质代谢障碍）和软组织痉挛。

中医学认为本病是由于睡眠姿势不良或感受风寒致气血不畅而产生的局部经络经脉不通则痛。自古以来针刺的疗效离不开针刺的得气效应。《灵枢·九针十二原》："小针之要，易陈而难入，粗守形，上守神，神乎神，客在门，未睹其疾，恶知其原，刺之微在速迟。""知机之道者，不可挂以发，不知机道者，叩之不发。"由此可见：得气之道在于"守神"。"粗守形"即粗工（一般医生）只留于针刺的手法形式（提插捻转等）、感觉形式（酸胀重等）；而"上守神"则指高明医生不留于形式（提插捻转、酸胀重等），而留于"可挂以发"的速迟刺微之道（即转归疾病的"守神"）施治本质。显然埋于穴中的揿针能挂发于疾病本原、迎夺追济于阴阳变化的速迟刺微之道，故此揿针也有"得气"，其"得气"是"得"于"可挂以发速迟刺微之道"的"守神"，"得"于治愈疾病的疗效。

揿针埋针配合运动疗法治疗落枕是一种首选且较为完美的治疗组合。一方面在取穴埋针期间，一边埋针，一边活动，反复寻找出新的阳性反应点（阿是穴）再加以埋针治疗，有益于实施具有针对性的治疗；另一方面，因为运动能改善血液循环，促进代谢废物排泄，调整生物力学平衡，从而达到缓解疼痛、提高针刺疗效、改善机体功能的目的。依靠揿针以局部取穴、运动补穴治疗与运动治疗两者的完美结合，共同起到了行气活血、疏通经络、促进代谢（增加碱性物质）、解除局部软组织痉挛，并达到通则不痛的治疗目的。

【出处】张大同，沈瑾．揿针配合运动疗法治疗落枕的临床意义［J］．江西中医药，2010，41（07）：58-59.

二、颈痛

【穴位选择】主穴：阿是穴［肌筋膜触发点（myofascial trigger points，MTrPs）］；配穴：无。

【并用其他疗法】经皮神经电刺激（transcutaneous electric nerve stimulation，TENS）治疗。参数：脉宽为120μs，频率为2/100Hz交替，时间为15分钟，将电极分别置于肌筋膜触发点及其旁开1cm处，强度以患者自觉舒适为宜。每日1次，每周7天，共2周。

【疗程】TENS治疗后，肌筋膜触发点埋针24小时，每4小时自行按揉3分钟。每日1次，每周7天，共2周。

【取穴意义】颈部疼痛是一种常见的肌肉骨骼疾病，一般人群中颈部疼痛的发病率为5.9%~38.7%，一生的患病率为14.2%~71%。非特异性颈痛也被称为机械颈痛，表现为颈椎疼痛（无论有无辐射），没有已知的病理基础作为病因。近年来，不同的研究将非特异性颈痛与肌筋膜疼痛综合征（myofascial pain syndrome，MPS）联系起来并普遍相关。多表现为累及局部肌肉并包含一处或多处肌筋膜触发点的急性或慢性非特异性疼痛。

传统的康复治疗包括肌肉松弛剂、热疗、针灸和按摩等。许多研究证明针刺对此疼痛有确切疗效，但存在如针刺时间短，疼痛，有出血、血肿、晕针、滞针等不良反应。

揿针属于皮内针的范畴，操作上刺入皮下后不要求针感，其治疗特点可归纳为三点，一是"浅刺"，二是"无针感"，三为"久留针"。皮内针刺法浅表，浅刺行卫气，通孙络，久留针而养卫阳，标本兼治，补气活血，通络止痛；在局部久留针促进卫气汇聚以祛邪，行气活血，有长期镇痛效果，且临床操作安全，易于实行，适宜于 MPS 的治疗。

【出处】黄娟，张驰，王剑雄，等．皮内针（揿针）对非特异性颈痛患者疼痛和运动功能的影响：随机对照研究［J］．中国康复理论与实践，2019，25（04）：465-471.

三、颈性眩晕

【穴位选择】主穴：百会、大椎、陶道、身柱、腰阳关、命门、胸1-3夹脊穴（左右交替取穴）；配穴：无。

【并用其他疗法】盐酸氟桂利嗪片，10mg，睡前口服，每日 1 次，共 2 周。

【疗程】每次埋针时间 8 小时，每日 1 次，1 周治疗 5 次，共 2 周。

【取穴意义】颈性眩晕（cervicalvertigo，CV）指由于颈部椎-基底动脉系统供血不足引起的以头晕、恶心、呕吐等为主要症状，且伴有颈部疼痛不适的临床综合征，其发病机制目前尚无统一说法。现代医学研究指出，颈椎结构失稳与周围软组织病变是 CV 发生的主要内因，同时也存在不同程度的血流动力学异常。

根据 CV 的症状特点，当属中医学"眩晕"的范畴。中医学传统理论认为，脑为"髓海"，《灵枢·海论》："髓海不足，则脑转耳鸣。"《医灯续焰》："清阳者，气也。气不足则不能上达，以致头目空虚，而眩晕时作矣。"《证治汇补》："凡吐衄崩漏，产后亡阴……使诸血失道妄行，此眩晕生于血虚也。"由此可知，眩晕病位在脑，以虚证为主，且以气血亏虚多见。气血不足，一方面不能濡养脑窍而致眩晕，另一方面酿生痰瘀，阻滞脑络而致眩晕。因此，治疗 CV 气血亏虚证当以益气养血、化痰祛瘀为主。

督脉"行于后背正中，上至风府，入属于脑"，说明督脉与脑联系密切，通过督脉能够将脏腑精气及气血津液输送至脑，助其发挥正常的生理功能。临床研究表明，通过刺激督脉经穴可调节血浆内皮素（ET）、6酮前列腺素F1a（6-keto-PGF1a）的平衡，增加脑血流量，改善椎动脉供血不足，从而减轻患者的眩晕症状。另有研究指出，直接刺激督脉及其经穴，能明显改善基底动脉血流，促进局部血液循环，有效治疗眩晕。针刺处方所选穴位均属督脉经穴及邻近穴位。百会位于巅顶，善于治疗头部疾病，可开窍醒神，安神定眩；大椎为诸阳之会，刺激大椎穴可迅速激发阳气，助气行血以滋养脑部；陶道穴，蓄积督脉所散阳气，此穴意在加强激发督脉阳气作用；身柱穴亦然，取其通调气机、止晕定眩之功。以上三穴振奋阳气，通调气机，使气行血畅，痰化瘀消；腰阳关、命门位于腰部，在调畅督脉经气的同时，可补益肾气，调补肾精，精血同源，肾精充盈，则气血生化有源，再循督脉上入脑，滋养头窍可有效止眩；胸1~3节段侧角含有支配椎动脉的交感神经纤维，当胸椎及胸椎小关节发生紊乱时，能够刺激交感神经纤维，引起椎动脉收缩或痉挛，减少椎-基底动脉血流供应，进而引发眩晕症状，故针刺胸1~3夹脊穴可纠正之，临床效果颇佳。

【出处】 姚志城．督脉揿针联合盐酸氟桂利嗪治疗颈性眩晕临床疗效观察［J］．上海针灸杂志，2018，37（07）：797-800.

四、颈椎病

【穴位选择】 主穴：疼痛点（阿是穴）；配穴：无。

【并用其他疗法】 针刺阿是穴、风池穴、肩中俞、肩外俞、肩井等穴位，留针5~15分钟后接通电针，局部配合红外线照射，留针30分钟。隔日治疗1次，10次为1疗程。

【疗程】 红外线照射留针30分钟后，让患者颈部旋转屈伸运动，感受存在的疼痛点（阿是穴），重复活动，反复寻找痛点埋针2~3次。隔日1次，10次为1个疗程。

【取穴意义】 颈椎病（cervical spondylosis）又称颈椎综合征，是一种以退行性病理改变为基础的疾患。随着社会经济不断发展，人们生活与工作压力增大，很多年轻人因长期精神压力和工作劳累易患颈椎病。其临床主要表现为颈肩背疼痛、头痛头晕、颈部僵硬、上肢麻木等。

中医学的"颈椎病"当属"痹病""痉病"范畴，根据其发病部位归为"项痹"。本病是由长期不良的工作与生活习惯、慢性劳损等引起，风寒湿邪侵袭致气滞血瘀、痰湿阻络、肝肾不足、气血亏虚的颈椎综合性症状群。其临床治疗主要以局部取穴针刺为主，利用针刺法运行气血，疏通经络，达到治疗的目的。

采用揿针联合手针与红外线治疗，临床疗效确切。通过机体皮肤浅表组织穴位埋针可改善临床症状并达到全天候持续针灸治疗的效果。相关研究表明，针刺原始效应是揿针刺入体内产生微电流，从而改变局部电位差；同时刺入体内的揿针释放微量元素，从而改变局部浓度差，进而影响和改变了相应的神经组织，产生良好治疗效果。

虽然临床采用手法穴位扎针、红外线治疗能够取得一定疗效，但其作用时间较短且无法对病症产生长期的持续作用，而揿针能够弥补改善手针、红外线治疗存在的缺陷与不足。采用揿针埋针治疗本病不仅安全性高，作用效果强，而且不影响患者日常生活和工作活动，从而起到长效治疗作用，大大提高了治疗效果。

【出处】王晓林. 手法穴位扎针、红外线加揿针治疗颈椎病效果分析[J]. 亚太传统医药，2014，10（15）：57-58.

五、肩周炎

【穴位选择】主穴：阿是穴；手太阴肺经：中府、云门、尺泽；手阳明大肠经：肩髃、手三里；手少阳三焦经：肩髎、外关；手太阳小肠经：天宗、肩贞（据经络辨证理论，结合疼痛部位、压痛点位置不同，辨证归于诸经中某条或某几条经络中，循经按压，寻找明显压痛点阿是穴及其他穴位）。配穴：无。

【并用其他疗法】推拿疗法：患者取坐位，术者用一手托住患者上臂使其稍外展，另一手用㨻法在患者肩前、肩后及肩外侧等疼痛部位施术，同时配合患侧肩关节的被动外展及内、外旋运动，约5分钟；再于患侧肩关节做一指禅推法，并点按肩井、肩髃、肩髎、肩贞、秉风、天宗、曲池、手三里、合谷及局部阿是穴等，并配合弹拨手法，以酸胀为度，每个穴位操作时间约2分钟；一手扶患侧肩关节，另一手托其肘关节，以肩关节为轴行环转运动，幅度由小到大，其后再行肩关节内收、外展、后伸及内旋等方向扳法及拔伸法；最后用抱揉、搓揉、拿捏等手法施术于患侧肩关节周围，而后握住患者腕部，使患肢上举，并同时做牵拉提抖，再以搓法从患侧肩部到前臂反复上下搓动 3~5 次。隔日 1 次，10 次为 1 疗程，共2 个疗程。

【疗程】 每次选 2~4 个穴位（每次埋针可循经选取新的阿是穴），埋针留针候气 48 小时，隔日 1 次，10 次为 1 个疗程，共 2 个疗程。

【取穴意义】 肩周炎为骨科常见病多发病，主要指发生在盂肱关节周围组织的病变，多由慢性损伤、关节的退行性改变或外伤所致，导致肩关节周围肌肉、韧带、关节囊等病变。临床表现为肩关节活动受限、疼痛，关节周围肌肉力量减弱等一系列症状。

中医学认为，肩周炎属"痹病"范畴，好发于 50 岁左右的中年人，属于这一年龄阶段的人群肝肾精气衰退，气血不足，血脉周流运行迟涩，不能濡养筋骨，筋脉失其所养，血虚生痛，日久营卫失调，筋脉拘急而不用，加之感受风寒湿邪及劳累伤损等均会导致本病发生。推拿治疗以骨关节被动运动为主，能够促进局部的血液循环及软组织松解，在治疗中通过按、揉、㨰、点、搓等手法的综合运用以达到舒筋通络、松解关节粘连和缓解软组织痉挛的目的。

皮内针疗法是以腧穴皮部理论为基础，结合发展"浮刺"针法，通过静以久留产生对于经络腧穴持久皮内刺激的一种治疗方法。十二经脉功能活动可反映于体表的十二皮部，虽然十二皮部在人体的最外层，但是其与内在的经络气血相通，既是病邪出入的门户，又是临床治疗的一个重要方面。《素问·皮部论》曰："邪客于皮，则腠理开，开则邪入客于络脉，络脉满则注入经脉……故皮者有分部，不与而生大病也。"所以皮部能反映病症并能在此取穴治疗疾病，通过刺激皮部从而达到振奋经络之气、疏通气血、调整体内脏腑器官、治愈疾病的目的。而"浮刺"针法可以疏泻经络，调和气血，有良好的止痛作用，《灵枢·官针》云："浮刺者，傍入而浮之，以治肌急而寒者也。"同时用皮内针埋入皮下后，可产生持续而稳定的刺激，不断地促进经络气血有序运行，可在不影响患者正常活动的情况下进行全天候持续性的治疗，《素问·离合真邪论》中所谓"静以久留"，故此法尤其适用于慢性及顽固性的疼痛。

【出处】 郑世辉. 推拿结合皮内针治疗肩周炎 34 例 [J]. 内蒙古中医药，2016，35（13）：139.

第二节 上肢病症

一、肱骨外上髁炎

【穴位选择】主穴：阿是穴（肱骨外上髁处最痛点）；配穴：无。

【并用其他疗法】无。

【疗程】在阿是穴埋 2 枚揿针，2~7 天后去除，再寻找新的痛点，重新埋 2 针，揿针置留时间：夏天 2 天，冬天 3~7 天，每隔 3~4 小时按压埋针部位 1~2 分钟，并进行伸腕、旋前等活动以加强刺激，增强疗效。5 次为 1 个疗程。

【取穴意义】肱骨外上髁炎（lateral humeral epicondylitis）是伸肌总腱起点处的一种慢性损伤性炎症，因早年发现网球运动员易患此病，故又称"网球肘"（tennis elbow）。前臂过度旋前或旋后位，会被动牵拉伸肌（握拳、屈腕）和主动收缩伸肌（伸腕），将对肱骨外上髁处的伸肌总腱起点产生较大张力，如长期反复做这种动作即可引起该处的慢性损伤。因此，凡须反复用力活动腕部的职业和生活动作均可导致这种损伤，如网球、羽毛球、乒乓球运动员，钳工，厨师和家庭妇女等。

中医学认为肱骨外上髁炎主要是由慢性劳损引起，肘腕长期操劳，风寒之邪积聚致劳伤气血或风寒敛缩脉道，络脉失和。临床常选用如针灸、按摩、电疗、水针等方法治疗，虽有较好疗效，但治疗时间长，复发率高。揿针是久留针的一种发展。将揿针刺入外上髁皮内固定并留置一定时间，从而给予弱而较长时间的刺激以舒筋通络，调和气血，祛风散寒，使肘关节筋络得以疏通，达到通则不痛的目的。揿针治疗具有创伤小、简便易行、患者易于接受、不影响活动、疗效肯定、愈后不易复发等特点。

【出处】陈斌. 揿针疗法治疗肱骨外上髁炎 64 例［J］. 新中医，2000（03）：22.

二、肱骨内上髁炎

【穴位选择】主穴：阿是穴（肱骨内上髁处最痛点）；配穴：无。

【并用其他疗法】 用红外偏振光治疗仪集射输出治疗模式照射阿是穴。

【疗程】 红外偏振光照射结束后阿是穴埋揿针 1 枚，每日 1 次，每次留针 12 小时，次日再寻找新的痛点，7 次为 1 个疗程，疗程结束休息 1 天。共 2 个疗程。

【取穴意义】 肱骨内上髁炎指前臂屈肌总腱肌腱的起始部位疼痛和压痛的慢性劳损性疾病。多因感受风寒、反复做腕关节屈伸及前臂旋转动作，使肱骨内上髁部附着的肌腱产生无菌性炎症而发病。西医认为，肱骨内上髁是前臂屈腕肌的起点，长期反复受到寒冷及牵拉刺激，会在肱骨内上髁肌腱附着处造成撕裂、瘢痕或粘连，引起局部慢性炎症或局部筋膜肥厚，血管神经束受到卡压，形成慢性肌筋膜炎——卡压微血管神经症状，出现疼痛症状。

中医学称肱骨内上髁炎为"臂痹"，属于中医学"伤筋""肘痛""肘劳"范畴。多因感受风寒湿邪或劳累等，导致经脉痹阻不通，经脉气血不畅，经筋受损。肱骨内上髁炎属于筋病，根据经筋为病、以痛为腧的原则，取阿是穴予以埋针治疗。

揿针疗法具有行气活血、通经止痛的作用，故揿针用于痛症的治疗优势明显。将揿针持续埋藏于皮下能产生电子、离子、电位差、电流、微量元素等诸多电化学效应，可增加局部碱性物质，解除软组织挛缩，促进局部无菌性炎症吸收，埋针期间又不妨碍肘部功能活动，这种弱而较长时间的刺激，可以起到疏通经络、活血行气、祛风散寒效用，从而达到提高针刺疗效、缓解疼痛的目的。

红外偏振光治疗仪又名超激光，对机体组织穿透力较强，该光具有对人体皮肤水分吸收少、穿透力强等特点，具有光电能的刺激作用、电磁波作用及光化学作用等，可以抑制神经兴奋，松弛肌肉，扩张血管，增加血流，清理致痛物质，促进局部炎症吸收。二者合用对肱骨内上髁炎的治疗可起到协同作用，效果较好。

【出处】 李继恩，付大清，刘思为，等 . 揿针联合红外偏正光治疗肱骨内上髁炎 42 例［J］. 山东中医杂志，2015，34（05）：360-361

三、桡骨茎突狭窄性腱鞘炎

【穴位选择】 主穴：阿是穴（桡骨茎突痛点）；配穴：无。

【并用其他疗法】无。

【疗程】桡骨茎突痛点埋入揿针，每次 3 针。不定时按压埋针部位。揿针每日更换，连续 5 次为 1 个疗程，仍有疼痛者再用 1 个疗程。

【取穴意义】

桡骨茎突狭窄性腱鞘炎是由于拇指或腕部活动频繁，使拇短伸肌和拇长展肌腱在桡骨茎突部腱鞘内长期相互反复摩擦，导致该处肌腱与腱鞘产生无菌性炎症反应，局部出现渗出、水肿和纤维化，鞘管壁变厚，肌腱局部变粗，造成肌腱在腱鞘内的滑动受阻而发病。其临床主要表现为桡骨茎突部肿胀隆起、疼痛，腕和拇指活动时疼痛加重，局部压痛明显，有时可触及硬结节。本病好发于家庭妇女和经常从事手工操作的人员，哺乳期及帮忙带小孩的更年期妇女更易患本病。

西医治疗本病主要以药物封闭为主，虽能取得比较满意的疗效，但复发率高，口服与外用非甾体抗炎药也是临床常用方法，但效果不甚理想。由于药物治疗效果不佳，多数患者只能选择再次封闭治疗，这样就会增加因长期注射肾上腺皮质类固醇药物产生局部皮肤肌肉萎缩、月经紊乱和色素减退等风险。

揿针疗法是将揿针埋入患者痛处皮肤，并嘱咐患者不定时轻按。通过浅刺调节卫气，激发机体卫外功能，达到治病的目的，久留针的目的在于候气或者调气，最终达到气血和调，阴阳平衡。现代医学认为，皮肤是人体的第三大脑，拥有完整的神经-内分泌-免疫网络。揿针刺入后，一方面可直接刺激神经末梢，神经兴奋后沿着相应的神经传导通路到达中枢神经系统——脊髓和大脑，激活神经系统调节，另一方面，揿针留置于相应穴位后，可诱导肥大细胞脱颗粒，使其释放组胺、前列腺素、细胞因子等化学物质，这些物质可影响血液循环，并参与机体的免疫应答产生良好的治疗效果。

【出处】冯雯琪，廖堂宇，赵泳超．揿针治疗难治性桡骨茎突狭窄性腱鞘炎临床观察［J］．四川中医，2015，33（08）：176-177.

四、腕管综合征

【穴位选择】主穴：患侧大陵穴、内关穴；配穴：根据患者症状可选取患侧间使、外关、阳溪、阳池、阳谷、列缺、鱼际、内劳宫、合谷中的

3~4穴。

【并用其他疗法】针刀闭合性松解术：患者仰卧于治疗台上，上肢外展，掌心向上。①以掌长肌腱和桡侧腕屈肌腱为标志，于掌长肌腱桡侧和桡侧腕屈肌腱尺侧的压痛点处定2~4点；②常规无菌操作，局部麻醉，穿刺时切记避开正中神经，不能出现串麻感，尽量注射在腕横韧带上，减少对正中神经的影响；③针刀刀口线与肢体纵轴方向平行进针，垂直刺入皮肤，分别向腕侧和肩侧切开腕横韧带3~4刀后出针。术后予以局部压迫止血。

【疗程】埋针2天后取出，1周后再埋针1次，2天后取出。

【取穴意义】腕管综合征（carpal tunnel syndrome）是最常见的周围神经卡压性疾患，该病发病多见于手工劳动者，随着计算机、手机的普及应用，其发病人群急骤增多，门诊就诊人数逐年增加。任何导致腕管内压力增高的因素都可以使正中神经受压，从而出现神经缺血低氧状态，导致正中神经支配区感觉运动功能障碍。其病理学表现为腕横韧带的慢性炎性水肿增厚、正中神经受压变性以及与周围组织的粘连。解除神经压迫并恢复正中神经功能是治疗本病的关键。

腕管综合征属中医学"筋伤""痿病"范畴。《素问·阴阳应象大论》指出："气伤痛，形伤肿。"本病多因体虚正气不足，卫外不固，风邪侵袭，寒湿淫筋，或因不慎外伤、慢性劳损等原因使得筋脉受损，瘀血内停，脉络受阻，进而出现红肿疼痛，神经受压日久出现局部酸痛麻木、肌肉萎缩等痿病表现。针刺穴位能疏通经络，利水消肿定痛，从而降低腕管内容物容积，缓解正中神经压迫。

揿针由毫针留针法发展而来，以延长对穴位的刺激时间从而提高针刺疗效，广泛应用于临床慢性虚损性疾病。《针灸甲乙经》中记载大陵穴："两手挛不收伸，及腋偏枯不仁，手瘛偏小筋急。"因此，以大陵和内关为主穴，采用揿针持续刺激。两穴下有正中神经掌皮支、前臂内侧皮神经及正中神经干通过，具有理气活血、通络祛风的作用，可改善手部筋脉拘挛、肌肉萎缩等症状，是本病的治疗要穴。

【出处】弓臣，宋杨．针刀配合揿针治疗腕管综合征临床疗效观察[J]．安徽中医药大学学报，2018，37（05）：27-30.

第三节　躯干腰背及骨盆部病症

一、背肌筋膜炎

【穴位选择】主穴：阿是穴（肩胛间区选 2 个最明显压痛点或触及到的条索状物及结节等）；配穴：无。

【并用其他疗法】推拿疗法：患者取坐位，在肩背部施以按揉、擦法，时间约 5 分钟；再点按风池、肩井、曲垣、天宗、心俞、膈俞等穴，时间约 3 分钟；然后在扪及的条索状物或结节处及阿是穴施以深透柔和的弹拨法，时间约 3 分钟；随之直擦督脉及背部膀胱经，以透热为度；最后以按拿肩井、拍抹患处结束。时间约 15 分钟。

【疗程】埋针留置 1 天，每日 1 次，7 次为 1 个疗程，疗程之间休息 2 天，连续 2 个疗程。

【取穴意义】背肌筋膜炎指因寒冷、潮湿、慢性劳损而使肩、腰背部肌筋膜及肌组织发生水肿、渗出及纤维性变而出现的一系列临床症状。本病属于纤维质炎的一种，多由感受风寒、潮湿以及急慢性损伤所引起，临床表现多以背部酸胀不适，沉重钝痛，肌肉僵硬。查体可见背部有固定压痛点或较广泛压痛，背部肌肉僵硬，沿竖脊肌行走方向常可触及条索状物或结节性改变，腰背功能大多正常。

背肌筋膜炎属于中医"痹病"范畴，《杂病源流犀烛·诸痹源流》曰："痹者，闭也。三气杂至，壅闭经络，血气不行，不能随时祛散，故久而为痹。"推拿时在患处施以擦揉法以舒筋活血，通络止通；弹拨法以松解粘连，理筋整复；擦督脉及背部膀胱经以振奋阳气，温通筋脉。诸法合用共达温经祛寒，软坚散结，化瘀通络之效。研究证明推拿手法可使体内产生组织胺和类组织胺，促使毛细血管扩张，加快血液循环和淋巴循环，加速病变产物吸收，促进了肿胀挛缩消除。

皮内针疗法根据《素问·离合真邪论》"静以久留"的原则，在病气聚结处给予持续刺激以增疏通经络，活血祛瘀之力，可起到重要的靶向止痛作用。

【出处】 路瑶，付希满．推拿合皮内针治疗背肌筋膜炎的临床观察 [J]．中国医药指南，2008，6（24）：172-173．

二、纤维肌痛综合征

【穴位选择】 主穴：肝俞、脾俞、膈俞、血海、足三里、三阴交、内关、阿是穴；配穴：无。

【并用其他疗法】 无。

【疗程】 穴位埋针后隔日更换。每隔3~6小时按压埋针部位1~2分钟，以加强刺激，增强疗效。14天为1个疗程。

【取穴意义】 纤维肌痛综合征（fibro myalgia syndrome，FMS）是一种病因不明的以大范围慢性肌肉疼痛为主要临床特征的结缔组织病，常伴有疲劳、睡眠障碍及认知功能障碍等多种非特异性症状。据流行病学资料显示，美国人群中FMS患病率为2%，其中男女患病率分别为0.5%和3.4%，我国的患病率略低于美国，但随着年龄的增长患病率呈上升趋势。

西医对FMS病因病机认识尚不完全清楚，认为其主要的发病机制可能与神经内分泌异常有关，也缺乏实验室指标的支持，因此该病缺乏特异性的治疗措施，目前临床治疗药物为普瑞巴林，作用机制为抑制兴奋性神经递质的释放，从而有效控制神经性疼痛，但是其副作用较多，价格昂贵，停药后复发率高，且对压痛点的改善效果不佳。

中医学认为FMS发病主要与体质、情绪、气候及生活环境等有密切关系，其病机有肝郁脾虚、风寒阻络、气血亏虚，目前多数学者认为肝郁脾虚为本病的主要病机。中药、针灸或中西医结合领域的治疗方案也得到大家的推崇，揿针作为一种新型持续埋藏于皮内的针灸，给予特定腧穴以持久而柔和的良性刺激，经神经-内分泌-免疫系统等传导整合后，能发挥对靶器官作用，达到止痛的效果。并可增强针刺镇痛疗效，有助于防止疼痛复发。

【出处】 梁艳，龚正寿，张勇，等．揿针治疗纤维肌痛综合征临床疗效分析 [J]．辽宁中医杂志，2017，44（09）：1901-1903．

三、急性腰扭伤

【穴位选择】 主穴：阿是穴、肾俞、大肠俞、腰阳关；配穴：无。

【并用其他疗法】活动锻炼：埋针后患者做腰部的旋转及前屈后伸、下蹲等活动，若患者自主活动困难时，可请医者协助。运动补穴：有新痛点时，再施以埋针。

【疗程】埋针 1 次。

【取穴意义】急性腰扭伤（acute lumbar muscles sprain）是腰部肌肉、筋膜、韧带等软组织因外力作用突然受到过度牵拉而引起的急性撕裂伤，常发生于搬抬重物、腰部肌肉强力收缩时。急性腰扭伤可使腰骶部肌肉的附着点、骨膜、筋膜和韧带等组织撕裂。症状表现为一侧或双侧腰部疼痛，痛有定处，腰部活动受限，患者常保持一定被迫姿势以减少疼痛，腰椎 X 线摄片无明显外伤性改变。

急性腰扭伤属中医学"闪腰"范畴，主要症状为腰痛，多因闪挫负重或突然改变体位致筋脉损伤，瘀血阻滞，不通则痛。本病治疗以局部取穴为主，通过针刺局部穴位以运行气血，疏通经络，达到通则不痛的目的。另外，运动具有明显提高针刺止痛疗效的作用，这是因为运动能改善血液循环，促进代谢废物排泄，从而达到缓解疼痛，改善功能的目的。埋针治疗操作简单安全方便，不受场地限制，起效更快，还能达到久留针的刺激效果，埋针法和运动疗法两者结合，共同起到行气活血、疏通经络的作用。

【出处】沈瑾. 埋针配合运动疗法治疗急性腰扭伤 20 例［J］. 江西中医药，2008（11）：59-60.

四、腰肌劳损

【穴位选择】主穴：阿是穴、肾俞、大肠俞；配穴：无。

【并用其他疗法】无。

【疗程】穴位埋针 1 周 3 次，10 次为 1 个疗程，共 3 个疗程。

【取穴意义】腰肌劳损（lumbar muscle strain）又称功能性腰痛、慢性下腰损伤、腰臀肌筋膜炎等，实为腰部肌肉及其附着点筋膜或骨膜的慢性损伤性炎症，是腰痛的常见原因之一，主要症状是腰或腰骶部胀痛、酸痛，功能障碍和自主神经功能紊乱。本病可反复发作，时轻时重，疼痛可随气候变化或劳累程度而变化，如日间劳累加重，休息后可减轻，日积月累，可使肌纤维变性，甚而少量撕裂，形成瘢痕、纤维索条或粘连，遗留长期慢性腰背痛。

腰肌劳损以往治疗大多采用中药治疗、穴位贴敷、针灸、手法、局部理疗等，单用或联合中药治疗需要较长时间才能缓解症状，不仅加重患者心理失落感，还影响日常生活和工作。目前多种治疗方法各有特色，各有利弊，其中揿针埋针治疗以其简单方便、不影响日常活动和有效性的特点已经越来越受到重视。揿针能通过给皮肤和络脉产生持续而稳定的针刺刺激，从而持续促进经络气血有序运行，调整经络脏腑功能，激发人体正气，达到防治疾病的目的。

【出处】徐菁，张大同．方便揿针留针候气干预腰肌劳损的疗效观察[J]．护理与康复，2016，15（04）：382-383.

五、腰椎间盘突出症

【穴位选择】主穴：阿是穴，患侧肾俞、腰阳关、秩边、风市、阳陵泉；配穴：无。

【并用其他疗法】推拿治疗：①患者俯卧，术者立于患侧，在患侧腰臀及下肢施㨰法3分钟，掌跟揉法3分钟。②患者双手紧握床头，术者立于患者足端，双手握其双踝用力牵引，同时轻轻上下抖动腰部2分钟。③术者用双手有节奏地按压患者腰部，使腰部振动，操作2分钟。④术者立于患侧，以一手拇指指腹紧紧按压病变椎间盘突出部位，另一手握其健侧踝部，向上拉举，使腰部过伸，如此反复3次。⑤患者侧卧位，患侧在上，健侧下肢伸直，患侧髋膝关节屈曲放于健侧下肢上，术者立于患者背侧，一肘放于患侧肩的前侧，另一肘放于患侧髂骨翼的后侧，两肘以患者肩向后、髂骨向前，前后相反方向用力突然斜扳。同法施于对侧。⑥患者仰卧，术者立于患侧，左手握患者膝关节，右手握其踝部，做强制直腿抬高试验以牵拉坐骨神经和腘绳肌，如此反复3次。⑦患者俯卧，术者用掌根按揉腰背部肌肉3分钟。

【疗程】肾俞、腰阳关、秩边留针3小时，其余穴位留针24小时，白天每隔3~5小时按压埋针处1次。隔日治疗1次，5次为1个疗程，疗程间休息3天，共2个疗程。

【取穴意义】腰椎间盘突出症（lumbar disc herniation，LDH）又称腰椎纤维环破裂症，是在腰椎间盘发生退行性变的基础上髓核突出，刺激或压迫脊髓、脊神经根，以及局部刺激引起免疫化学性炎症所致的一系列腰腿痛综合征。主要表现为腰痛合并下肢放射痛，可伴有感觉或功能障碍。

腰椎间盘突出症属中医学"痹病""腰腿（脚）痛"等范畴，中医认为本病主要是因肝肾亏虚、外伤以及感受风寒湿邪等，引起气滞血瘀、闭阻经络、经脉不通所致，其病机关键是经气不利，不通则痛。局部阿是穴具有较好的疏经通络止痛的作用以治标；腰为肾之府，肾俞乃肾经经气转输之处，取肾俞补益肾气以治本。从经络辨证来看，LDH 的发病主要责之于督脉和足太阳膀胱经，取督脉的腰阳关以治疗腰骶疼痛；秩边为足太阳膀胱经的穴位，也具有治疗腰腿痛的作用；风市、阳陵泉属足少阳胆经的穴位，经脉所过，主治所及，可以治疗腰椎间盘突出症所引起的腿部放射痛，并且筋会阳陵泉，中医学认为，对于伤筋的病症，阳陵泉具有较好的治疗作用。诸穴合用，具有培补肾气、舒筋通络止痛的作用。配合推拿手法治疗腰椎间盘突出症，通过力的直接或间接作用，可以起到理筋整复、滑利关节、松解粘连、纠正解剖位置异常的作用，从而能够有效地解除突出物对神经及其周围组织的机械压迫，从根本上缓解腰腿痛。

皮内针疗法是将皮内针埋藏固定于人体腧穴或特定部位的皮内或皮下，进行较长时间留针的一种针法，又称埋针法、皮下留针法。皮内针法是由《灵枢·官针》中所记载的"十二刺"中的"浮刺"针法发展而来，它以经络皮部理论为基础，"浮刺者，傍入而浮之，以治肌急而寒者也"，具有疏通经络、调和气血的作用。皮内针的临床应用较广，尤其对各种以疼痛为主症的疾病尤为适宜，具有较好的止痛作用。

【出处】彭科志，向开维，崔瑾．皮内针配合推拿治疗腰椎间盘突出症疗效观察［J］．中国针灸，2008，28（12）：894-896.

第四节　下肢病症

一、陈旧性膝关节内侧副韧带损伤

【穴位选择】主穴：阳性压痛点及阴陵泉（同侧）、尺泽（对侧）；配穴：无。

【并用其他疗法】补肝汤：当归 10g，川芎 10g，白芍 24g，熟地黄 15g，木瓜 12g，酸枣仁 15g，炙甘草 10g。风湿盛者加防风 10g，威灵仙 15g；肾虚为盛者加狗脊 15g，杜仲 15g，牛膝 15g；瘀血为盛者加鸡血藤 15g，乳香 10g，没药 10g。每日 1 剂，水煎温服。每次将服后药渣趁热装小布袋，热敷患者膝关节部。7 天为 1 个疗程，可治疗 2~3 个疗程。

【疗程】留针时间冬天 5 天，夏天 2~3 天。

【取穴意义】膝内侧副韧带是防止膝外翻的主要结构，当外力使膝发生过度外翻时，最易损伤内侧副韧带，其对关节的限制作用遭到破坏，如未能修复或修复不当，将会对患者的运动锻炼及日常生活质量带来严重影响。本病易反复发作，往往很难彻底治愈，远期还可继发骨性关节炎。

本病属中医学"筋伤"范畴，中医学所谈的筋，包括现代医学所称的肌腱、韧带及筋膜等，筋有赖于肝血的滋养，才得以维持其约束骨节、联结肌肉和主司运动的功能。《素问·经脉别论》说："食入于胃，散精于肝，淫气于筋。"《内经》中多次指出"肝生筋""肝主身之筋膜"。所以肝为耐受运动疲劳的"罢极之本"，如《内经知要》所云："筋劳曰罢，主筋之脏是为罢极之本。"若过劳伤肝，则筋必疲极，筋病不能收持，运动乃受影响。《医宗金鉴》设补肝汤以治肝之虚证。补肝汤由川芎、白芍、熟地黄、当归、酸枣仁、木瓜、甘草组成。为治"筋缓不能自收持，目暗恍恍无所见"而设。《神农本草经》中记载："补中益肝，坚筋骨，助阴气，皆酸枣仁之功也。""甘草主五脏六腑寒热邪气，坚筋骨，长肌肉，倍力，金疮肿，解毒。"炙甘草配芍药，能酸甘化阴，解痉止痛。木瓜有较好的舒筋活络作用，且能化湿，为治风湿痹痛、筋脉拘挛者所常用。现代研究证明，木瓜果肉中含有的番木瓜碱具有缓解痉挛疼痛的作用，方中四物汤合上述药物，共奏补血养肝、柔筋止痛之效。

揿针是久留针的一种发展，留针对于提高针刺治疗效果有重要意义。《针灸大成》云："病滞则久留针。"《黄帝内经太素》："有寒痹等在分肉间者，留针经久，热气当集，此为补也。"即通过将揿针皮内固定并留置一定时间，从而给予弱而较长时间的刺激以舒筋通络，调和气血，祛风散寒，使关节筋络得以疏通，达到通则不痛的目的。临床实践证实，口服补肝汤配合揿针治疗陈旧性膝关节内侧副韧带损伤，具有创伤小、简便易行、患者易于接受、疗效满意、愈后不易复发等特点。

【出处】田小刚，苏旭东．补肝汤配合撬针治疗陈旧性膝关节内侧副韧带损伤 41 例［J］．中医外治杂志，2014，23（05）：64.

二、膝鹅足滑囊炎

【穴位选择】主穴：阿是穴（膝内侧鹅足囊处压痛点）。配穴：无。

【并用其他疗法】无。

【疗程】取膝内侧鹅足囊处 1~3 个明显压痛点分别埋针 3 天（夏季 2 天）后换针 1 次，4 次为 1 个疗程，疗程中间休息 1 周，一般治疗 2 个疗程。

【取穴意义】膝鹅足滑囊位于缝匠肌、股薄肌、半腱肌经膝关节内侧止于胫骨结节内侧关节间隙下 8cm 处，呈鹅掌状，肌肉反复的牵拉及伸屈磨损劳损可引起该滑囊发炎，为无菌性炎症。膝鹅足滑囊炎是膝节内侧疼痛的常见原因之一，着凉和膝关节内侧肌肉的过度牵拉等均极易引发膝关节内侧疼痛。

中医学认为该病属“痹病”“骨痹”等范畴，多因年老体弱，肝肾不足筋脉失养或久卧湿地，感受风寒，侵于关节，阻塞脉道，气血运行不畅所致。《灵枢·邪客》：“肺心有邪，其气留于两肘；肝有邪，其气流于两腋；脾有邪，其气留于两髀；肾有邪，其气留于两腘。凡此八虚者，皆机关之室，真气之所过，血络之所游。”埋针是久留针的一种发展。针理入皮下后，可产生持续而稳定的刺激，不断地促进经络气血有序运行，激发人体正气，从而达到祛除病邪的目的。皮内针留置在膝关节内侧脾或肾经脉所过之处，可起到经络慢性刺激作用从而达到治病的目的。

【出处】王志红．皮内针治疗膝鹅足滑囊炎 21 例［J］．中国中医骨伤科杂志，2011，19（02）：39.

三、膝关节骨性关节炎

【穴位选择】主穴：梁丘、血海、外膝眼、鹤顶、阳陵泉、阴陵泉、阿是穴；配穴：无。

【并用其他疗法】温电针治疗：患者仰卧位，膝下垫软薄枕，取梁丘、血海、外膝眼、鹤顶、阳陵泉、阴陵泉、阿是穴消毒后针灸，患者有酸胀麻痛针感后，行平补平泻法。然后将温针电针治疗仪输出夹子夹在已刺入患者皮肤的针灸针柄末端。调整好患者耐受的脉冲幅度力量，以舒适为原则，脉冲选择的波形为疏密波，开始电针治疗，设置工作时间为 20 分钟。

【疗程】穴位埋针后，嘱每小时可按揿针 1 次，保持对穴位的刺激。留置 24 小时后取除。间隔 1 天再次埋针，10 次为 1 个疗程，共 2 个疗程。

【取穴意义】膝关节骨性关节炎（knee osteo arthritis，KOA）是中老年人的常见病、多发病，是膝关节软骨退行性改变致软骨丢失、破坏，伴有关节周围骨质增生反应的疾病，又称骨关节病、退行性关节炎、老年性关节炎。有资料显示，老年人群中，KOA 列老年慢性致残疾病第 2 位，仅次于心血管病，严重影响了中老年人生存质量。目前西医治疗以非甾体抗炎镇痛药为主，但疗效并不稳定，同时因为其胃肠道等不良反应，很多人不能耐受。

中医学认为膝骨关节炎属于"痹病"范畴，是由于人体正气不足，卫外不固，感受风、寒、湿、热等外邪，致使经络痹阻，气血运行不畅，引起以肌肉、筋骨、关节发生疼痛、酸楚、麻木、重着、灼热、屈伸不利，甚或关节肿大变形为主要临床表现的病症。本病多与年老体衰、外伤劳损及感受寒湿等有关。《景岳全书·风痹》："盖痹者闭也，以血气为邪所闭，不得通行而病也。"《素问·痹论》曰："风寒湿三气杂至，合而为痹也。"《张氏医通·诸痛门·膝痛》曰："膝为筋之府，膝痛无有不因肝肾虚者，虚则风寒湿气袭之。"因此，膝关节骨性关节炎属于本虚标实证，多因标实风寒湿夹杂，本虚由肝肾脾胃亏虚引起。治疗多以疏通经络、散寒止痛、补益肝肾、调脾胃为主。

犊鼻又称外膝眼，属足阳明胃经，位于髌骨与髌韧带外侧凹陷处，《针灸集成》："膝眼主治膝冷痛不已。"血海为足太阴脾经穴位，有调节气血的功效，《针灸甲乙经》："若血闭不通，血海主之。"梁丘，为足阳明经之郄穴，《针灸甲乙经》谓"治膝不能屈伸，不可以行"。阴陵泉为脾经之合穴。鹤顶属经外奇穴，《外科大成》载其主治鹤膝风。阿是穴是以压痛点取穴。以上诸穴配伍，以脾胃经一阴一阳，一脏一腑，调整阴阳，调节脾胃经，调达气血，气血得行，经脉得通，同时脾胃为后天之本，调节脾胃之经可以调整正气，补虚强本。配合膝关节附近的阿是穴，可以疏通局部髌骨膝关节经络，气血通畅才能濡养四肢关节。揿针属于浅刺法，是由皮内针发展而来，是皮内针浅刺腧穴皮下留置一定时间的治疗方法，可通过皮内针浅刺皮部，继而通过皮毛影响经络，加之长时间埋针刺激穴位以提高疗效。

温针电针疗法是通过温针电针的温通经络作用，在普通针刺的基础上加上低频电脉冲和温热，刺入人体的针灸针发热并恒温，有温通膝部经络作用，能提高传统针刺的疗效。普通针刺腧穴"得气"后，温针电针需要将输出夹夹在针柄上，通过接近人体生物电的微量电流，不断地刺激穴位和经络，这样加强了疏通经络的作用，并通过低电压电量产生的热传导，通过经络传导起到加强温通经络、行气活血的作用。

【出处】古楠，袁宏伟，赵宪明，等．温针电针联合新型揿针治疗膝骨关节炎疗效观察［J］．世界中西医结合杂志，2018，13（7）：981-983+988.

四、股外侧皮神经炎

【穴位选择】主穴：患侧大腿股外侧感觉障碍区中心处为一进针点，同时在该中心处上、下、左、右各 2cm 处选取 4 个进针点，另在该感觉障碍区的上、下、左、右边缘处选取 4 个进针点；配穴：无。

【并用其他疗法】无。

【疗程】每次留针 3 天，5 次为 1 个疗程，疗程间隔 2 天，共 3 个疗程。

【取穴意义】股外侧皮神经炎又称股外侧皮神经卡压综合征、感觉异常性股痛、Bernhardt 病、Roth 病，是临床最常见的皮神经炎，表现为股外侧皮肤感觉异常。股外侧皮神经系纯感觉神经，发自腰丛，由 L_2、L_3 神经根前支组成，自腰大肌外缘伸出后，在腹股沟韧带下方的 3~5cm 处进入皮下组织，分布于股外侧皮肤。部分正常人股外侧皮神经发自生殖股神经或股神经。在该神经行程中，如果由于受压、外伤等某种原因影响到股外侧皮神经时，即可能发生股外侧皮神经炎。

股外侧皮神经炎属中医学"痹病"范畴。其病机为经脉闭阻不通，脉络阻滞。由于该病的感觉障碍与大多数神经卡压综合征的症状不同，是病变区域肌肤表层一种特殊的异样感觉，早期就诊者较少，大多数为慢性迁延过程，症状顽固，时轻时重，一般方法难以奏效。

皮内针的作用是给予腧穴较长时间的良性刺激以疏通经络，缓急止痛，通调气血，达到防治疾病的目的。依据皮部理论，皮内针作用于神经末梢感受器，通过皮肤感受器和血管感受器的反射途径传到中枢神经系统，从而发生反射性兴奋，加强大脑皮质对肌皮神经组织的兴奋，促进局部血液循环，间接地缓解或解除神经被卡压的状态，从而消除患侧大腿股外侧皮肤的异样感觉。

【出处】 林宪军，王栋. 皮内针治疗股外侧皮神经炎［J］. 中国针灸，2010，30（10）：858.

五、踝关节扭伤后遗症

【穴位选择】 主穴：阿是穴（最痛筋结点）、申脉/照海、解溪/中封、丘墟/商丘（根据内外侧踝关节损伤不同具体选穴），每次选取 5 个腧穴（包括 2 个痛点）；配穴：无。

【并用其他疗法】 手法治疗：患者平卧位，①术者用拇指指腹行点、按、揉等不同手法按摩患侧踝关节区域，重点寻找"筋结痛点"并反复轻揉 5 分钟；②进行拔伸踝关节及在拔伸同时行屈伸及内外翻等关节运动 5 分钟；③对"筋结痛点"行筋结点重按揉及分筋手法刺激 2~3 分钟；④用拇指从踝关节始沿足三阳经筋循行路径由浅至深至膝关节附近施推揉手法（如踝关节内侧损伤，则改推揉足三阴经筋线），反复操作 3~5 遍，按揉力量以患者皮肤出现潮红、微热、酸胀、传导为度，操作约 5 分钟。手法治疗时间约 20 分钟。

【疗程】 埋针后嘱患者时常轻柔按压揿针埋针处，以有微酸痛为佳，24~48 小时后取下。每周 2 次，连续 4 周。

【取穴意义】 踝关节韧带是维持踝关节功能结构稳定的重要组织，但临床上可因多种原因发生不同程度损伤，研究显示其损伤发生率在全身关节韧带损伤中居第 1 位。踝关节韧带损伤如果没有得到有效而规范的治疗，后期极易发生踝关节不稳定导致踝关节反复扭伤，进而继发骨关节炎出现不可逆的病理变化，给患者造成严重身体及心理障碍，因此针对损伤韧带进行积极有效治疗具有重要意义。

《灵枢·刺节真邪》载："一经上实下虚而不通者，此必有横络盛加于大经，令之不通，视而泻之，此所谓解结也。"踝关节扭伤后遗症的病因病机是外伤导致经脉受损，气滞血瘀不能及时消散，日久在经筋上形成横络——筋结点（按压感皮下有小结节且疼痛不适），导致经筋结构受损而功能异常形成慢性疼痛，"解结"而消除局部"横络卡压"，恢复损伤经筋力线功能是本病治疗关键。

撳针结合手法治疗可使踝关节休息痛人数及发生次数均明显低于单纯手法治疗，这是由于长时间留针一方面改善了经脉气血运行，从而调整了经脉对经筋气血濡养，另一方面长时间皮下留针的同时伴随踝关节不停活动，有利于刺激大脑运动中枢活跃，进而改善慢性疼痛症状，这与近年来西医开展的一些运动中枢刺激治疗慢性疼痛的结果相似。

踝关节由胫骨远端、腓骨远端、距骨等骨骼及较为复杂的韧带连接组成，可以完成屈伸、回旋、内收外展、水平屈伸和环转等较为复杂的运动。撳针埋针治疗可以实现"运动针法"的理念，在留针同时配合恰当的运动可以更好地改善受损经筋力线平衡，更有效缓解疼痛。总之，该方法治疗对改善踝关节扭伤后遗症局部筋结点压痛、行走和跑步活动时疼痛症状及降低损伤关节的休息痛发生具有重要意义。

【出处】杨扬，刘劼，王成伟，等．撳针配合手法治疗踝关节扭伤后遗症疗效观察［J］．中国针灸，2018，38（06）：585-588.

六、足跟痛

【穴位选择】主穴：阿是穴（痛点）；配穴：无。

【并用其他疗法】无。

【疗程】埋针后留针 3~5 天，最长可达 1 周。若天气炎热，留针时间为 1~2 天，以防感染。留针期间每隔 4 小时用手按压埋针处 1~2 分钟以加强刺激，提高疗效。

【取穴意义】足跟痛是临床常见病、多发病，又是疑难病。临床主要表现为足跟部疼痛，跟骨结节处压痛明显，晨起或歇息后开始走动时，足跟部疼痛剧烈，随后可缓解。

中医学认为，足跟痛多因经脉受损，寒湿之邪侵袭局部筋脉以致气血阻滞、筋脉拘挛而成该病，埋针一直是治疗足跟痛的常用方法之一，疗效较好。但埋针治疗足跟痛的原理值得思考，传统经络和针灸理论阐述认为这是以痛为腧进行的针刺治疗，但难以解释埋针治疗足跟痛的机理，若按现代医学人体物理学力学原理阐述则更为合理。现代医学认为，人体是一个复杂的力学结构生命体，人体内有三种基本力学形式和三种力的自我调节方式，三种力学形式分别是拉应力、压应力和张应力，是外力作用于人体时产生的相应的反作用力。当人体受异常力学状态影响和组织结构及生理功能被破坏时，最佳的结果是自我调整进行纠正恢复正常。另外人体还能通过对抗性的调节进行修复，比如增生、硬化、钙化、骨化等。当人体受异常力学状态使组织结构和生理功能破坏较大时，以上的调节方式就会失效，人体进入适应性调节方式，但这种调节只能保持一部分组织结构和生理功能不被破坏，而另一部分会被破坏。由此推论跟骨骨刺的生成原理就是由跖长韧带和跖腱膜持续性的"应力"牵拉损伤所引起的。人体足部是一个完整的弓弦力学系统，如果这个弓弦力学系统能保持静态的和动态的力学平衡，就能保证人体足部的正常功能。跟痛症的产生即是足部跖长韧带和跖腱膜长期受异常力学状态的影响，使足部的力学平衡被破坏而导致疼痛发生，功能受限。

皮内针法是将特制的小型针具固定于腧穴或疼痛部位的皮内做较长时间留针的一种方法，又称"埋针法"，针刺入皮肤后，固定留置一段时间，给腧穴以长时间的刺激，可调整经络脏腑功能，达到防治疾病的目的。埋针治疗正是通过皮内针刺激痛点局部，患者自身主动调整足底部的弓弦力学的平衡，使足跟部的异常力学状态进行自我调整而得以纠正，使局部功能恢复正常，从而跟部疼痛消失。

【出处】陈献东. 皮内针法治疗足跟痛 46 例［J］. 世界最新医学信息文摘：连续型电子期刊，2014，14（33）：184.

七、跖筋膜炎

【穴位选择】主穴：阿是穴、太溪、仆参；配穴：无。

【并用其他疗法】半导体激光照射。

【疗程】患足跟底部选择 1~2 个最敏感压痛点及患侧太溪、仆参穴，常规埋针留置 24 小时。嘱患者自行按压埋针处，至有酸胀感为宜，早、中、晚各 1 次，间隔 24 小时再行半导体激光照射及埋针治疗，6 次为 1 个疗程。

【取穴意义】跖筋膜炎是以跟骨结节内下侧疼痛和压痛为主要特征的疾病，是引起足跟痛最常见的原因，本病症状持续时间从数周、数月到数年不等，给患者的行走和生活带来极大的不便。临床上本病治疗方法众多，虽能达到一定治疗效果，但也同时存在诸多缺陷，如治疗时间长、起效慢、患者依从性差、不良反应多等；而手术治疗需要严格的适应证，且损伤性大，术后恢复时间长，不易被患者接受。

跖筋膜是维持足弓的重要结构，任何作用于足弓的外力均会对跖筋膜及其在跟骨结节内侧附着点处产生牵拉应力刺激。目前认为跖筋膜炎发病的主要原因是足筋膜的退变及其在跟骨结节附着点处的生物力学机制异常，不良的工作习惯及年龄增长均是本病的诱发因素。其典型表现是早晨起床站立时足部接触地面或久坐后开始步行时足跟部出现明显疼痛，行走一段距离后疼痛有所缓解，但久站或久行后疼痛再次加重，病情严重者可在休息时也有疼痛感。

中医学将跖筋膜炎归属为"痹病"范畴。从病位上看，本病与肝肾二脏密切相关，肾主骨藏精，肝主筋藏血，肝肾同源，精血互生，《素问·五脏生成论》曰："肝受血而能视，足受血而能步。"人至中年，肝肾渐亏，精血趋衰，筋骨失养，不荣则痛；久立伤骨，久行伤筋，筋骨损伤，脉络受损，气血运行不畅，不通则痛。从经络循行来看，本病与足少阴肾经、足太阳膀胱经关系密切。《灵枢·经脉》曰："肾足少阴之脉，起于小指之下……循内踝之后，别入跟中……是主肾所生病者……足下热而痛。""膀胱足太阳之脉，起于目内眦……出外踝之后，循京骨至小指外侧。是动则病……项、背、腰、尻、腘、踹、脚皆痛。"《灵枢·经筋》曰："足太阳之筋，起于足小指，上结于踝……其下循足外侧，结于踵……其病小指支，跟肿痛"。若此二经受邪，经络痹阻，不通则痛。经脉所过，主治所及，故治疗时选取足少阴肾经和足太阳膀胱经腧穴。太溪为肾经原穴，有补肾壮骨之效，亦为五输穴中的输穴，"输主体重节痛"；仆参为膀胱经腧穴，是治疗足跟痛的常用效穴，早在《针灸大成》中就有记载："仆参主治足跟痛不得履地。"

除太溪、仆参两穴外，根据"以痛为腧"的治疗原则，选取局部最敏感的1~2处压痛点作为治疗点。"以痛为腧"理论最早出自《灵枢·经筋》："治在燔针劫刺，以知为数，以痛为腧。"杨上善在《黄帝内经太素》中对"以痛为腧"做了详细的解释："输，谓孔穴也。言筋但以筋之所痛之处，即为孔穴，不必要须以诸输也。以筋为阴阳气之所资，中无有空，不得通于阴阳之气上下往来，然邪入膝袭筋为病，不能移腧，遂以病居痛处为腧。"太溪、仆参两穴配伍，可沟通表里两经气血，有助于激发局部经气，使气至病所；配合局部压痛点，可使埋针作用直达病所，使病灶局部经络气血运行畅达，疼痛自除。

揿针埋针属皮内针范畴，皮内针法是以经络皮部理论为依据发展而来的治疗方法，十二皮部既是机体卫外屏障又是针灸施治的部位，所以针刺皮部同样具有疏通经络气血、平衡脏腑阴阳的作用。皮内针亦是久留针的发展，《针灸大成》云"病滞则久留针"，《灵枢·九针十二原》中也有"微以久留，以取痛痹"的论述。揿针针体细小，创伤小，可长时间留针，针体在皮部内久留，能产生和缓而持续的良性刺激，促使经络气血有序运行，从而激发人体正气，达到防病治病的目的。半导体激光对机体组织的穿透力强，可改善局部血液循环，提高新陈代谢，促进血管扩张，加速炎症吸收，故选择半导体激光照射与揿针埋针两种方法相结合作为干预治疗手段，收效良好。

【出处】张晶倩，韩亚岑，袁庆东，等．揿针贴埋结合半导体激光照射治疗跖筋膜炎临床疗效观察［J］．现代中西医结合杂志，2017，26（25）：2815-2817.

第四章 妇产科病症

第一节 原发性痛经

【穴位选择】主穴：双侧次髎穴；配穴：气滞血瘀型配双侧太冲、血海；寒湿凝滞型配中极、双侧地机；肝郁湿热型配双侧太冲、三阴交；气血亏虚型配气海及双侧足三里。

【并用其他疗法】无。

【疗程】月经来潮 1 周前开始埋针，每次留针 3 天（热天 1~2 天）。留针期间每天按压埋针处 1~2 次，每次 1 分钟。起针后休息 1 天再重复治疗 1~2 次，月经期不作治疗，3 个月经周期为 1 个疗程。

【取穴意义】原发性痛经（primary dysmenorrhea）即功能性痛经，指月经期出现疼痛，常呈痉挛性，集中在下腹部，其他症状包括头痛乏力、头晕、恶心呕吐、腹泻、腰腿痛等的病症，严重影响日常生活，经过详细妇科临床检查未能发现盆腔器官有明显异常，在年轻女性中十分常见。

痛经在中医属于"经行腹痛"的范畴。病位在子宫、冲任，其主要病机为"不通则痛"或"不荣则痛"。主要是与经期或经期前后受致病因素，如情志所伤、起居不慎或六淫为害等干扰，导致冲任气血不畅、胞宫气血流通受阻，不通则痛，引起痛经。次髎穴属足太阳膀胱经，为八髎穴之一。膀胱经"抵腰中，入循膂，络肾，属膀胱……"督脉分支"别绕臀至少阴，与巨阳（足太阳）中络者合少阴上股内后廉，贯脊属肾……"次髎穴位于腰骶部，与肾、督脉关系密切。督脉与任脉、冲脉同起于胞中，一源三歧；肾主藏精。因此，次髎穴可强腰壮肾，调补冲任，调经理气，行血散瘀，是治疗妇科疾病的经验效穴。临床上采用皮内针疗法，给予次髎穴弱而持久的刺激，治疗痛经效果较好。

【出处】徐立，王卫．次髎穴埋针为主治疗原发性痛经 45 例［J］．四川中医，2003（04）：79．

第二节　妊娠剧吐

【穴位选择】主穴：两侧内关穴；配穴：无。

【并用其他疗法】取中脘、膻中穴，医者以示指第二关节对上述穴位进行按压，再以手掌对穴位进行揉按，每次 20 分钟，每日 2 次，以闻及胃肠蠕动音为佳。

【疗程】穴位埋针后夏季留置 2 天，春、秋、冬季 7 天，留针期间每 4 小时按压埋针处 2 分钟。共治疗 7 天，两次换针中间休息 1 天。

【取穴意义】早期妊娠（carly pregnancy）指妊娠第 14 周以前的阶段，即从妊娠开始到妊娠第 13 周的第 6 天。此阶段是受精卵向胚胎、胎儿剧烈分化的重要时期。妊娠早期会有妊娠反应，孕妇会感到头晕乏力、倦怠嗜睡，并且食欲减退。有些人还可能有食欲异常、挑食、喜酸味和厌油腻。这些症状为生理性反应，一般无须特殊处理。但部分孕妇妊娠反应严重，恶心呕吐剧烈，甚至不能进食，可致孕妇脱水、电解质紊乱甚至酮症酸中毒，除使孕妇自身健康受损外，还可严重影响腹中胎儿发育，甚至威胁胎儿生命安全。妊娠早期可有多种反应，妊娠呕吐是孕妇最常见的早孕反应之一，发病率可高达 75%，其中严重者为妊娠剧吐。西医学认为本病与免疫、排异有关，既与孕妇体内促性腺激素含量急剧增高有关，又与孕妇孕前的身体素质关系密切。妊娠期生理特殊，接受药物治疗受到一定限制。

妊娠剧吐属中医学"子病""妊娠恶阻"范畴，与孕妇的先天禀赋不足有关，脾虚胃弱，痰湿内生，运化失司，胃气上逆而发呕吐，或因怀孕而蕴肝热，肝热横逆犯胃，胃失和降以致恶心呕吐。本病病机为胃虚肝热，治则以清肝健脾和胃、降逆化痰止呕为主。此外，胃失和降所致恶心呕吐尚有外邪侵袭的原因，对孕妇而言，素有胃炎，胃及十二指肠球部溃疡亦可因怀孕而加重妊娠早期反应。

揿针针刺于腧穴的皮下或皮内并长时间固定埋藏于该穴，给皮部、腧穴以弱而持续的刺激，能疏通经络，调整脏腑功能，可达到治疗妊娠剧烈反应的目的，并避免了药物治疗的不足和副作用。内关穴属手厥阴心包经，源于《灵枢·经脉》，揿针针刺内关并久留于皮部的较浅位置，可较好地起到疏通经络、平衡阴阳、调节气血、恢复脏腑正常功能的效果。中脘为任脉所属，主治消化系统疾病，如嗳腐吞酸、呕吐嘈杂等。膻中是人体保健之要穴，具有宽胸理气、舒畅心胸、促进胃肠蠕动等功效。对中脘穴与膻中穴进行按压能够促进胃肠蠕动，帮助胃肠功能恢复。由此可见揿针配合穴位按压为主治疗妊娠剧吐疗效确切，能够改善患者的营养状态，改善其胃肠功能并缩短疗程，且治疗过程安全可靠，不良反应小。

【出处】黄诗蔚. 揿针配合穴位按压为主治疗妊娠剧吐疗效观察［J］.上海针灸杂志，2018，37（01）：51-55.

第三节　分娩阵痛

【穴位选择】主穴：双侧合谷；配穴：当产妇产程发动，出现有规则的宫缩，宫口开1cm时，即在双侧耳穴交感、内生殖器、盆腔、神门、腰骶椎穴找到敏感点并标记，清洁耳郭后将粘有磁珠的胶布准确贴于敏感点上，用拇、示指捻压，致酸麻木或疼痛为得气。

【并用其他疗法】无。

【疗程】当产妇宫口开大2cm后，宫缩开始增强时，在双侧合谷穴刺入皮内针。每隔3~5分钟捻压一次耳穴各部及合谷。产后24小时将磁珠及皮内针取除。

【取穴意义】分娩阵痛是指胎儿在分娩前，子宫收缩所产生的疼痛。胎儿在母体中发育完成后，孕期即将结束，子宫就会开始收缩，让胎儿缓缓从子宫颈下降，此时就会不断收缩，在子宫颈开两指以后，子宫收缩的频率及强度会越来越增加，也就是越来越密、越来越痛，3~5分钟收缩一次，每次持续30~40s；在接近子宫口全开的时候，子宫收缩可密集到1~2分钟收缩一次，每次持续45~60s。当胎儿下降到骨盆，压迫到耻骨，疼痛的部位会从上腹部转移到下腹部。

如何使产妇清醒，无痛苦地分娩新生儿，一直是人们所追求的目标。

近年来，分娩镇痛在产科的应用越来越受到重视。目前镇痛方式众多，但各有利弊，麻醉性药物镇痛对母婴均有副作用，且操作复杂；针灸镇痛则针感疼痛明显，在分娩疼痛基础上会加重恐惧感，产妇不愿接受。

将耳穴和针刺联合运用，是通过经络的调整作用，来达到分娩镇痛和催产。《灵枢·口问》："耳者，宗脉之所聚也。"十二经脉皆通于耳，五脏六腑及其他组织器官在耳部皮肤上有明显反应点，通过刺激反应可达到促进规律宫缩、镇痛、镇静之效果。交感穴能调节交感和副交感神经系统功能，缓解平滑肌痉挛，调节血管舒缩，对各脏器官有较强的镇痛作用。内生殖器穴补肾益精，调经止带，消炎止痛，有调节子宫和催产作用。神门穴为止痛要穴，有镇痛安神、解痉止痛的作用。合谷是手阳明大肠经之原穴，在《针灸大成》中就有"补合谷、泻三阴交"治疗难产的经验。耳穴压贴和皮内针埋针两种经穴刺激，对产妇的生理、心理起到双向调节、相得益彰的作用，既简单易行，又安全有效，从而达到良好的镇痛目的。

【出处】 臧丽娜，张玉燕，於丽娅，冯涛．耳穴压贴加合谷皮内针减轻分娩阵痛的研究［J］．中国交通医学杂志，2004（01）：73-74.

第四节 产后宫缩痛

【穴位选择】 主穴：耳穴神门、交感、内分泌，双耳交替进行；配穴：合谷穴。

【并用其他疗法】 无。

【疗程】 穴位埋针后，产妇每天在哺乳或者静滴催产素时按压埋针穴位以加强刺激，每天3次，每次2~3分钟，频率为60~80次/分钟，揿针每天更换，共3天。

【取穴意义】 产后宫缩痛指在产褥早期因宫缩引起下腹部阵发性剧烈疼痛。产后宫缩痛一般在产后1~2天出现，持续2~3天后自然消失，多见于经产妇。哺乳时分泌的反射性催产素分泌增多也会加重疼痛。产后宫缩痛的主要原因是子宫收缩，产后子宫要通过收缩逐渐恢复到正常大小。多胎产妇及经产妇的痛感会更强烈，瘢痕子宫产妇剖宫产术后痛感尤为剧烈。产后宫缩痛会使产妇不愿活动，不配合母乳喂养，进而影响产妇恢复质量和幼儿哺育。现有通过镇痛药物进行治疗，但药物会在一定程度上给产妇带来负面影响。

产后子宫收缩力强，会引起阵发性强直性宫缩痛，剖宫术后3天内需要静滴催产素帮助子宫复旧，这时瘢痕子宫的收缩比正常分娩后宫缩更加剧烈，疼痛也更加剧烈，镇痛药能减轻切口疼痛，但对减轻宫缩痛的疗效不明显。临床上常通过心理暗示和安慰，在一定程度上能起到缓解产妇情绪的作用。耳郭上神经分布较为丰富，辅以揿针刺激耳穴具有调节人体生理功能的作用，神门穴主要功能为解痉镇痛、镇静安神，并且对各种产后痛症、神经衰弱等疾病有治疗作用；交感穴具有缓解痉挛、镇痛舒张和调节血管的作用，是止痛活血要穴；内分泌穴具有调节内分泌、解痉镇静的功能，三穴都具有一定的解痉镇痛功效。体穴合谷具有镇静止痛、通经活络，清热解表的功效。采用神门、交感等耳穴加体穴合谷埋针治疗的方法，可有效缓解产后宫缩疼痛。

【出处】雷小林．揿针对疤痕子宫剖宫产术后产妇宫缩痛的镇痛效果观察［J］．实用临床护理学杂志，2019，4（09）：81-82.

第五节　产后腰痛

【穴位选择】主穴：两侧肾俞、气海俞、大肠俞、次髎、委中、阳陵泉、合谷、三阴交；配穴：无。

【并用其他疗法】中药熏洗治疗：患者取侧卧位或俯卧位，将煎制的腰痛方药液200mL与温开水1∶1混合，温度控制在50~60℃，装入熏洗仪器中，喷头对准腰骶部查体压痛最明显区域，熏洗治疗20分钟。药物组成：杜仲、牛膝、当归各12g，狗脊、川芎、独活、羌活各9g，川椒6g，海桐皮、海风藤各15g。隔日1次。

【疗程】腰痛方局部熏洗治疗后第2天9时，加用揿针，每穴1个，留针24小时，隔日1次，共2周。

【取穴意义】产后腰痛是产后以腰痛为主症的一种病症，可表现为腰部的一侧或两侧疼痛，痛可牵及腿部。本病发病率高，部分患者腰痛持续时间长，可达6个月以上，重者在轻微变换体位时就可诱发疼痛，严重影响产妇哺乳期的生活质量。孕妇内分泌环境发生改变，使腰骶和骶髂关节韧带松弛，为胎儿发育获得更大空间，同时扩大的子宫使其重心前移，腰椎前凸增加，腰骶、盆腔负荷增加，往往伴随腰骶角、骶髂关节等解剖结构的改变，易发生产后腰痛。产妇休息不当、过早持久站立或端坐，致使松弛的韧带不能及时恢复，也会增加关节韧带损伤机会。

中医学认为，产后腰痛属"产后痹病"范畴。《妇人大全良方》曰："肾主腰脚。产后腰痛者……冷气乘腰，故令腰痛也。"《产育宝庆集》记载："产后遍身疼痛……产后百节开张，血脉流走，遇气弱则经络分肉之间，血多留滞，累日不散，则骨节不利，筋脉引急，故腰背转侧不得，手足摇动不得。"因此，产后腰痛多考虑为产后气血不足、肝肾两亏、血瘀气滞、经络不通所致，或产后起居不慎，感受风寒湿邪，滞留关节、肌肉、筋络，痹阻气血，不通则痛。

《灵枢·九针十二原》曰："微以久留，以取痛痹。"揿针作为一种皮内针，在经络腧穴和针刺理论的指导下，可长时间埋藏在指定穴位皮内或皮下，对特定腧穴产生持久而柔和的良性刺激。患者可自行按摩埋针穴位以加强局部刺激，疏通脏腑、经络气血，达到通则不痛的目的。腰骶部局部取肾俞、气海俞、大肠俞、次髎穴，可补益肝肾，疏通腰骶部气血；远道取委中穴为腰背足太阳经两分支在腘窝汇合点；阳陵泉为一身之筋会；合谷为临床镇痛要穴；三阴交可补益肝肾。刺激诸穴能达到补益肝肾、通调腰部气血、舒解筋脉、缓解疼痛的作用。腰痛方选杜仲、牛膝、狗脊补肝肾、强筋骨；川椒温补肾阳；当归、川芎均为血药，行气活血，去瘀生新；独活、羌活辛温，祛风，散寒，止痛；海桐皮、海风藤祛风胜湿。诸药合用善于治疗素体亏虚、气血瘀滞之痹痛。方中活血化瘀类中药能改善局部组织微循环，并降低毛细血管的通透性，促进局部炎症较快吸收。同时，熏洗的热效应能进一步改善局部血液循环。揿针埋针结合自拟腰痛方局部熏洗可有效缓解产后腰痛症状，改善腰部活动功能，提高疗效。

【出处】刘慧华，费霖莉.揿针埋针结合自拟腰痛方局部熏洗治疗产后腰痛效果观察［J］.中国乡村医药，2018，25（23）：19-20

第五章　儿科病症

第一节　遗尿

【**穴位选择**】主穴：关元、三阴交；配穴：无。

【**并用其他疗法**】温和灸：百会、关元、中极、肾俞、膀胱俞、三阴交，用艾条温和灸，每穴 10 分钟，距离穴位以患者感觉温热为度，每日一次，共 10 次。

【**疗程**】揿针垂直埋针，患儿家属经常按揉埋针处。3 日更换埋针，埋针 3 次为 1 个疗程。

【**取穴意义**】遗尿（enuresis），通常指发育和智力正常的 3 周岁以上小儿在熟睡时不自主地排尿。一般患儿至 4 岁时仅 20% 有遗尿，10 岁时 5% 有遗尿，有少数患者遗尿症状会持续到成年期。没有明显尿路或神经系统器质性病变者称为原发性遗尿，占本病的 70%~80%。

遗尿俗称尿床，中医学早有记载，《素问·宣明五气论》云："膀胱不约为遗溺。"《诸病源候论》亦云："遗尿者，此由膀胱虚寒，不能约水故也。"可见遗尿多由肾元虚冷，不能固摄而来。艾灸是一种温热刺激，即用艾绒作燃料在腧穴上烧灼、熨烫，借灸火的热力透入肌肤，通过经络的传导，温通气血，扶正祛邪，达到治病的一种外治方法。取肾俞温灸，可以温补肾阳，温制其水；取中极与膀胱俞，是俞募相配以更好地治疗膀胱疾病。关元是任脉与足三阴经之会穴，元气之关口，用艾温灸，可固摄下元，使膀胱约束自由；灸百会可调节神经中枢，可治睡眠时易觉醒；三阴交为脾、肝、肾经脉交会穴，中医学认为，肝为将军之官，主谋虑，肾主骨、生髓、通脑，这都与大脑的神经功能相似。肝又主筋，肝之经筋又为诸筋之统帅，而经筋则与现代解剖学中的肌腱、括约肌等相似。《灵枢·

103

经脉》篇也有膀胱"是主筋所生病"的记载，遗尿之因，也由于膀胱之经筋松弛，关闭失常所致。这些认识与现代医学关于遗尿是由于大脑皮质失去了对排尿系统的正常控制，导致膀胱括约肌松弛的看法不谋而合。同时，配合皮内针使刺激作用呈持续状态，更利于进一步提高疗效。且此法痛苦小，安全可靠，患儿及家长更易于接受。

【出处】王玲，李希荣．艾灸联合皮内针治疗小儿遗尿的疗效观察[J]．黑龙江医药，2014，27（03）：683-684.

第二节　小儿腹泻

【穴位选择】主穴：额旁二线（头临泣穴直下引1cm长线段，分上、中、下三点，左右双取，共六点）；配穴：无。

【并用其他疗法】无。

【疗程】埋针后，每日按压3次，3天为1疗程。重者治疗2疗程，疗程间隔2天。

【取穴意义】小儿腹泻是多病原、多因素引起的以腹泻为主的一组疾病，主要特点为大便次数增多和性状改变，可伴有发热、呕吐、腹痛等症状及不同程度水、电解质、酸碱平衡紊乱，是2岁以下婴幼儿的常见病。病原可由病毒（主要为人类轮状病毒及其他肠道病毒）、细菌（致病性大肠杆菌、产毒性大肠杆菌、出血性大肠杆菌、侵袭性大肠杆菌以及鼠伤寒沙门氏菌、空肠弯曲菌、耶氏菌、金葡菌等）、寄生虫、真菌等引起。肠道外感染、滥用抗生素所致的肠道菌群紊乱、过敏、喂养不当及气候因素也可致病。

浅刺的作用部位是皮肤，主要是真皮层，肺主皮毛而与大肠相表里，额旁二线为大脑皮质相应投射的胃区，在头皮属中焦，左脾右胃，而腹泻与脾、胃、大肠等脏腑的关系最为密切，因此，揿针刺额旁二线可化滞利湿，益气止泻，故能取得良好效果。

【出处】费依合．头皮揿针治疗小儿腹泻32例［J］．针灸临床杂志，1995（02）：31.

第三节 小儿抽动-秽语综合征

【穴位选择】主穴：脐壁肌张力较高的点；配穴：无。

【并用其他疗法】无。

【疗程】埋针后 3 天换 1 次，每日按压埋针处 3~4 次，按压 1~2 分钟以加强疗效。以 7 天为 1 个疗程，其间休息 1 天，共治疗 4 个疗程。

【取穴意义】小儿抽动-秽语综合征（tourette syndrome，TS）又称多发性抽动症，指以不自主的突然的多发性抽动及在抽动的同时伴有暴发性发声和秽语为主要表现的抽动障碍。近年来其发病率呈上升趋势，为 0.3%~1%，家长常因对该病症认识不足，以为孩子调皮、坏习惯多而采用打骂、恐吓的形式进行干预，往往收到适得其反的结果，给孩子和家长带来更多困扰。其病因目前尚未清楚，有研究认为与神经递质有关，也有研究认为可能与精神因素有关。但是由于缺乏准确的辅助检查项目作为诊断标准，神经系统检查多无阳性体征，脑电图无特征性改变（有的患儿可出现脑电图轻度异常），所以国外又称此病为脑功能轻微障碍症或图雷特氏综合征。西医治疗本病常用氟哌啶醇等药物，但此类药物服药时间长，副作用大，常有锥体外系不良反应。近年来治疗此病西药多选盐酸硫必利，该药无明显锥体外系不良反应，仅大剂量应用时会引起少数患者嗜睡、兴奋或消化道不适等反应。西医虽能控制抽动发生，但是否治愈以及预后如何现在尚不明确。

中医学认为该病是由于阴阳失衡所致，针灸能发挥其调节阴阳的功效和特长。正如《灵枢·根结》曰："用针之要，在于知调阴与阳，调阴与阳，精气乃光，合形与气，使神内藏。"研究表明中医治疗 TS 效果显著，特别是针灸治疗。脐是人体最大的全息元，与人体的消化、呼吸、内分泌、神经等各大系统密切相关，许多疾病在脐壁可以摸到肌张力较高的点或结节，具有一穴多治、一穴多针、一穴多效、内外兼治的特殊疗效。中医学认为 TS 属于情志疾病，脐部为神阙穴所在，神阙是心之神气通行的门户，因此选脐部治疗 TS 为治病求本。研究还发现 TS 患儿都伴有不同程度的颈部肌肉僵硬，而脐部位于肌筋膜的前表线，与颈椎联系密切，通过在脐部进行揿针疗法可以松解颈部肌肉，达到抑制交感神经兴奋、阻断异常兴奋传导的作用，从而控制感觉抽动而治疗抽动症状。

【出处】李英，关玲.揿针治疗小儿抽动-秽语综合征的临床疗效研究[J].中国民间疗法，2017，25（07）：25-26.

第四节　小儿贝尔麻痹

【穴位选择】主穴：患侧颊车、地仓、颧髎、四白、迎香、攒竹、合谷；配穴：无。

【并用其他疗法】桂枝汤：张仲景《伤寒论》原方"桂枝9g，芍药9g，生姜9g，大枣9g，炙甘草6g"。3岁及其以下小儿半量。上述5味药物加水至1400mL，微火煮至600mL去渣，分三次口服，服药后喝热粥，以助药力，以微出汗为佳。禁生冷、油腻、辛辣刺激性食物。

【疗程】穴位埋针2天1次，每天按压3次，每次按压1分钟。

【取穴意义】贝尔麻痹即 Bell 麻痹，又称急性特发性周围性面神经麻痹，是病因不明的急性单侧面部的轻瘫（麻痹）或瘫痪。临床表现为口眼㖞斜、闭眼不全、口角漏气漏水。20~40岁发病率明显增加，小儿亦可发病，男女比例相同。

贝尔麻痹在中医学中又称"歪嘴巴""吊线风"，中医学认为本病是人体卫气虚弱，络脉空虚，风邪乘虚侵袭太阳经，经入少阳经，殃及阳明经；风为阳邪，其性开泄，具有升发、向上、向外的特性。故风邪常伤人上部和肌表，风性善行数变，具有发病急、变化快、病位行走不定、症状变幻无常的特性。风邪致面部三阳经经气阻滞不通，筋脉失养，导致颜面一侧肌肉弛缓不收，受对侧牵拉，而成口僻。桂枝汤出自张仲景《伤寒杂病论》，适用于太阳中风证。桂枝为君药，一者疏散风邪，解肌发表；二者有助卫阳的作用。芍药为臣药，第一养阴养血；第二有收敛、止汗作用。生姜、大枣为佐药。生姜一者助君散邪；二者和胃，降逆止呕。大枣合甘草益气补中，滋脾生津，和芍药相配养阴。炙甘草之用有二：一为佐药，益气和中，合桂枝以解肌，合芍药以益阴；二为使药，调和诸药。小儿"脏腑娇嫩，形气未充"，体质"稚阴稚阳"，故腠理不密，容易感受风邪。桂枝汤既能针对贝尔麻痹的中医学发病机理，也符合小儿的体质特征。

虽然针刺治疗贝尔麻痹有较好的疗效，但小儿具有皮肤娇嫩、好动、怕痛、配合能力差等特点，所以不易被患儿及其家长接受。揿针针体短小，故少有刺痛感，且揿针持续埋藏于皮内或皮下，能给特定腧穴以持久而柔和的良性刺激，晕针现象极少发生。故揿针配合桂枝汤治疗贝尔麻痹有较好的临床疗效，更易为患儿和家长接受。

【出处】魏宏强，马太平，李清玲，等．揿针配合桂枝汤治疗小儿贝尔麻痹的临床观察［J］．健康之路，2016（02）：216.

第六章 五官科病症

第一节 耳鼻喉病症

一、神经性耳鸣

【穴位选择】主穴：耳穴肾上腺、内分泌、交感、皮质下、心、肾、肝、内耳、外耳；配穴：耳门、听宫、听会、翳风、中渚、合谷、太冲、侠溪（四肢穴位均取双侧）进行电针治疗。通电30分钟，每日1次，7天为1疗程。

【并用其他疗法】血栓通粉针0.5g加入0.9%氯化钠注射液250mL，马来酸桂哌齐特160mg加入0.9%氯化钠注射液250mL，每日1次，静滴；甲钴胺注射液500μg，每日1次，肌肉注射，连续治疗2周。

【疗程】双耳同时埋针，3天更换1次，每天按压埋针处3~4次，每次每穴1~2分钟。其间休息1天，7天为1个疗程。共2个疗程。

【取穴意义】神经性耳鸣指在无外界声源或刺激存在的情况下，患者主观上出现耳部或头部有异常声音的感觉，声音可为嗡嗡声、蝉鸣声、哨声等不同种类。神经性耳鸣是临床常见病、多发病，发病率较高，可达17%，且发病率随年龄的增加而增加，老年人群发病率可高达33%。耳鸣的机制尚不明确，多数研究者认为是由于耳蜗内外毛细胞细胞膜透性障碍或改变，毛细胞突触代谢障碍，听神经纤维间的短路而引起，即这种声感是来自听神经纤维本身。在治疗上，目前西医多采用扩张血管、改善微循环和加强神经营养的方法。由于神经性耳鸣的病因与发病机制十分复杂，因此，目前尚缺乏特效治疗方法。

中医学治疗耳鸣耳聋具有一定的优势，认为耳鸣与脏腑功能密切相关，《黄帝内经》中有关于耳鸣的治疗主要体现在针刺方面。《灵枢·邪气脏腑病形》曰：“十二经脉……其别气走于耳而为听。”所以依据“经脉所过，主治所及”的原则，局部主穴选用耳门、听宫、听会、翳风，配穴在肢体远端选择中渚、合谷、太冲、侠溪。听宫是手太阳经和手足少阳经的交会穴，《灵枢·厥病》曰：“耳聋无闻，取中耳。”《黄帝内经灵枢注证发微》曰：“有耳聋无闻者，当取耳中听宫穴以刺之，系手太阳小肠经。”所以治疗耳鸣可取耳窍局部的听宫穴。《灵枢·厥病》曰：“耳鸣，取耳前动脉。”《黄帝内经灵枢注证发微》曰：“有耳鸣者，取耳中动脉，即耳门穴，系手少阳三焦经。”所以治疗耳鸣可取耳门穴。翳风、听会分别为手足少阳经的穴位，二者相配有疏风泻热、聪耳通窍的作用。《杂病十一穴歌》曰：“听会兼之与听宫，七分针泻耳中聋，耳门又泻三分许……医者若能明此理，针下之时便见功。”因此，听会穴也是主要组穴。揿针作为一种特殊的针灸针，其操作方便，无痛苦，无副作用，可延伸治疗，增加累积刺激量，以时效积累量效，全天候不断促进经络气血的运行，激发人体正气，从而起到持续治疗和强化治疗的作用。

针灸选取肾穴补肾益精填髓，肝穴清肝解郁通窍，内耳、外耳穴调整内耳功能。国外学者总结微血管减压术可改善耳鸣症状，说明耳鸣可能与性激素有关，故治疗时选内分泌穴。大脑的可塑性变化在严重耳鸣的形成过程中有重要作用，故选皮质下和心。激素、中枢神经递质对耳鸣有影响，故选肾上腺穴。肾上腺、内分泌、交感穴合用调节大脑皮层功能及内分泌功能。

采用电针疗法，既可以引起耳部肌肉有节律收缩，加快耳部的血液循环，为耳神经康复提供物质基础，加上耳穴揿针埋针又可使局部穴位的刺激量增加，有类似持续运针、行针的刺激疗效。二法合用通其经脉，疏通闭滞经络，使精气荣养耳窍，恢复耳听功能。

【出处】李英豪，范新华. 电针结合耳穴揿针埋针治疗神经性耳鸣34例观察［J］. 云南中医中药杂志，2015，36，（03：51-52.

二、梅尼埃病

【穴位选择】主穴：耳穴肾、脾、神门、内耳；配穴：耳穴皮质下、枕、肝。

【并用其他疗法】 无。

【疗程】 耳穴埋针后留针7天（夏天留5天），两耳交替。10天为1个疗程，连续3个疗程。

【取穴意义】 梅尼埃病（meniere disease），又称梅尼埃综合征或内淋巴积水，是一种以膜迷路积水为特征的耳源性眩晕疾病，特征性的表现是旋转性眩晕反复发作，波动性感音神经性听损失，常伴耳鸣和（或）耳胀满感。发病人群中女性多于男性，多发于中年人，发病高峰为40~60岁，儿童梅尼埃病患者约占3%。部分梅尼埃病患者存在家族聚集倾向。梅尼埃病的病因迄今尚不清楚，通常认为有多种因素参与。研究发现，其基本病理表现为膜迷路积水膨大，其原因可能与内淋巴产生和吸收失衡有关。本病临床确诊较难，必须注意排除类似眩晕的非眩晕症状如头晕、头昏以及晕厥，区别中枢性与周围性眩晕，排除非耳性疾病引起的眩晕如颈部疾病等，必须系统询问病史，全面检查，综合分析，延长随访时间。

梅尼埃病属于中医学"眩晕"范畴，眩晕之病以内伤为主，历代医家对此病论述颇多，说法不一，如《素问·至真要大论》曰："诸风掉眩，皆属于肝。"说明肝风可引起眩晕。《灵枢·海论》有"髓海不足，则脑转耳鸣，胫酸眩冒"之说，《伤寒论》提及"太阳发汗，汗出不解，其人仍发热，心下悸，头眩，身瞤动，振振欲擗地者，真武汤主之"，均强调本病与肾阳不足有关。《金匮要略》曰："心下有痰饮，胸胁支满，目眩，苓桂术甘汤主之……肾气丸亦主之。心下有支饮，其人苦冒眩，泽泻汤主之。"强调本病与痰饮有关，责之于脾虚，心阳不足。张景岳强调"无虚不作眩"，指出"眩晕一证，虚者居其八九，兼火兼痰者不过中之一二耳"。基于以上理论，可见本病的产生多源于风、火、痰、虚，且虚实夹杂。本病发作时以邪实为主，多见痰浊中阻、寒水上泛，缓解后则主要以脏腑虚损为主，多为肝肾亏损，髓海不足，或心脾两虚，上气不足。基于肾主水液代谢、开窍于耳及脾主运化、耳与经络相通的中医学理论，治疗选耳穴肾、脾、神门、内耳，临证加用皮质下、枕、肝。本病治疗应坚持辨证分型、循经治疗的原则，取穴以肾、脾、神门、内耳为主，肝阳上亢加肝穴，髓海不足加枕穴，缓解期脾肾阳虚加皮质下。耳穴是人体的内脏器官、四肢躯干在耳部的反应点。针刺相应耳穴能够调节椎-基底动脉的血流，改善脑部血液循环，从而促进内耳功能的恢复；同时针刺耳穴可将局部神经末梢（或血管自主神经末梢感受器）受到的刺激传递到中枢神经，通过脑神经调节后，反射性地改善其局部病理变化，从而改善其症状；也可以改善血管运动神经、自主神经的功能，从而缓解迷路痉挛，改善局部循环，减轻迷路水肿。且针刺本身具有双向调节作用，刺激耳穴对于人体的白细胞介素-2（IL-2）-干扰素（IFN）-自然杀伤细胞（NFC）免疫网络具有双向调节作用。

西药治疗本病大多减弱了患者的前庭代谢能力，而应用中医学耳穴埋针的方法可调节机体的内在功能，发挥机体的自我双向调节作用，使之趋于或恢复正常。应用耳穴埋针治疗梅尼埃病具有见效快、取穴简便、不良反应小、不受地域限制、医者操作方便、患者痛苦小且易备接受等优点，但由于耳郭无皮下脂肪，感染后不易治愈，因此治疗时必须严格消毒以防感染。

【出处】张永和．耳穴埋植耳揿针治疗梅尼埃病50例疗效观察［J］．甘肃中医学院学报，2013，30（01）：40-42.

三、鼻塞

【穴位选择】主穴：印堂、双侧迎香；配穴：无。

【并用其他疗法】无。

【疗程】临睡前埋针，晨起取除。

【取穴意义】鼻塞（nasal obstruction）是临床常见症状之一，最常见的原因包括鼻炎、鼻窦炎、鼻息肉、鼻中隔偏曲、鼻腔鼻窦肿瘤、腺样体肥大等。理论上来说，鼻塞都可以通过不同的治疗方法进行解决，但现实中其治疗相当棘手。

中医学认为本病多因素体肺脾虚弱，伤风鼻塞反复发作，或因鼻窍附近病灶或自身的异常累及其功能所致。针灸治疗鼻塞由来已久，对改善鼻道的通气功能较为有效。印堂穴属于督脉，可调神开窍，其位置近鼻根部，可宣通鼻窍；迎香穴为治疗鼻部疾病要穴，为手阳明经穴，循行上挟鼻孔，针之可疏调经络，通利鼻窍。皮内针法是《素问·离合真邪论》"静以久留"刺法的发展，皮内针给上述穴位以微弱而较长时间的刺激，可达到防治鼻部疾病的目的。

【出处】范子文．印堂迎香穴位皮内针法缓解鼻塞［J］．内蒙古中医药，2013，32（14）：47.

四、常年性变应性鼻炎

【穴位选择】主穴：双侧风门、肺俞、脾俞、足三里；配穴：无。

【并用其他疗法】口服中药，每日 1 剂水煎服。方药组成：人参 15g，荆芥 12g，细辛 3g，诃子 10g，桔梗 10g，鱼脑石 10g，辛夷 6g，甘草 6g。

【疗程】略。

【取穴意义】常年性变应性鼻炎（PAR）是变异性鼻炎的常见类型，会因外界环境中的过敏原引发，具有发病时间长、反复发作的特点。其发病机理是鼻部黏膜产生变态反应。临床患者常出现典型的鼻塞、流清涕、鼻部瘙痒，常会引起耳咽管阻塞，导致听力异常。反复发作者会进一步影响患者的生理、心理及社会生活，造成患者生活质量的大幅度下降。

变应性鼻炎在中医学的多部著作中均有详细描述，方药选自《疡医大全》中具有补益肺气、宣通鼻窍功效的温肺止流丹，在此基础上加一味辛夷，加强通鼻窍的作用。皮内针以"经脉所过，主治所及"的远部取穴原则为依据，肺气虚证型属肺的生理功能失调所致，选穴中就利用位于膀胱经第一侧线的肺俞穴来治疗肺的病症。另取风门宣肺解表、益气固表的作用。根据中医学理论"虚则补其母"的原则，选用脾俞、足三里穴补脾益气，从而起到补肺气的作用，收效明显。

【出处】卢健敏. 中药配合皮内针治疗肺气虚常年性变应性鼻炎的临床疗效［J］. 健康之路，2016（03）：206.

五、慢性咽炎

【穴位选择】主穴：耳穴咽喉、皮质下、肾上腺、肺；配穴：无。

【并用其他疗法】超短波物理因子治疗，选用超短波电疗机，波长 6m，最大输出功率 40W，用对置法将电极置于咽部两侧。每日 1 次，每次 20 分钟，7 次为 1 个疗程。

【疗程】两耳交替埋针，留针 3 天更换，7 次为 1 疗程，共 4 个疗程。

【取穴意义】慢性咽炎（chronic pharyngitis）为咽黏膜、黏膜下及淋巴组织的慢性炎症。弥漫性咽部炎症常为上呼吸道慢性炎症的一部分；局限性咽部炎症则多为咽淋巴组织炎症。本病为临床常见的咽部疾病，病程较长，症状顽固，不易治愈，症见咽部不适、微痛、干痒、灼热感、异物感等，检查见咽部黏膜干燥，并有脓痂附着。

慢性咽炎相当于中医学的"喉痹"。《太平圣惠方》曰："耳，宗脉之所聚也，若精气调和，则肾脏强盛，耳闻五音；若劳伤气血……则耳聋，然五脏六腑十二经脉皆有络于耳者。"人体任何一处发生病变，都可通过经络反应到耳部有关区域相应部位。采用埋针刺激耳穴咽喉，属相应部位取穴，可清热利咽、解毒消肿；取皮质下以消炎止痛；取肾上腺以加强消炎消肿之功；取肺以润肺止咳，祛风止痒，从而使阴阳平衡，达到治愈疾病的目的。

超短波物理因子可活血化瘀、消炎止痛。无热量超短波可使血流加速，改善局部微循环及淋巴循环，提高细胞膜的通透性，消除炎症病理产物，减少趋化性反应，增强白细胞吞噬功能，起到控制炎症作用，可调节整体，提高机体免疫功能。

【出处】王雪峰．耳穴皮内针配合超短波治疗慢性咽炎 45 例［J］．中国针灸，2003（12）：33.

六、梅核气

【穴位选择】主穴：天突、人迎、足三里、内关；配穴：无。

【并用其他疗法】无。

【疗程】撤针每天更换 1 次，共 14 天。

【取穴意义】梅核气（globus hystericus），又称咽异感症，又常被诊为咽部神经官能症，或称咽癔症、癔球，指因情志不遂，肝气瘀滞，痰气互结，停聚于咽，以咽中似有梅核阻塞、咯之不出、咽之不下、时发时止为主要表现的疾病。本病以咽喉中有异常感觉，但不影响进食为特征。多发于青中年人，以女性居多。可同时兼有神经官能症的表现，如焦虑、抑郁、头晕、心悸、失眠等。西医将梅核气分为 2 型：①有梅核气典型症状，而咽部无阳性体征可见者，属纯功能性病变，称为单纯型或古典型梅核气；②有梅核气典型症状，又见咽部阳性体征者（如咽部充血、肥厚、滤泡增生等），属炎症性病变，可称为炎症性梅核气。目前梅核气的治疗以对症处理为主，尚无特异性治疗方法。

中医学对梅核气的最早记载见于《灵枢·邪气脏腑病形》："胆病者，善太息……心下澹澹然恐人将捕之，嗌中吤吤然，数唾。"《诸病源候论》："咽中如有炙脔者，此是胸膈痰结与气相搏，逆上咽喉之间结聚。"中医学认为本病多为脾虚气郁，湿聚痰凝而致，或情志不遂，肝气郁结，循经上逆，结于咽喉而成。治宜疏肝健脾，畅情解郁，行气导滞，除痰散结。

揿针埋针属传统针法里的浮刺和浅刺，浅刺是通过皮内针浅刺作用调节卫气，激发机体卫外功能，留针在于候气或者调气，最终达到气血和调、阴阳平衡的目的。针对功能性的古典型梅核气选取天突、人迎、足三里、内关4穴埋针治疗，内关是手厥阴心包经的络穴，联络少阳三焦，能舒畅情志，调理胸膈气机，疏通三焦；足三里属胃的下合穴，能健脾化痰，和胃降逆；且足阳明经脉"……下人迎，循喉咙，入缺盆……"，足阳明经别"……上通于心，上循咽，出于口……"，故能治疗咽喉病症；人迎穴、天突穴既能直达病灶，调节咽部气机升降，且具有宣通肺气、消痰利咽的功效。4穴合用埋针，共奏健脾化痰、行气和胃、降逆散结、畅情解郁、理气导滞之效，且揿针操作简便易行，安全舒适，值得推广应用。

【出处】周兴玮，毛启碧，王剑，等．揿针治疗梅核气40例疗效观察[J]．湖南中医杂志，2017，33（07）：106-107．

七、声带小结、声带息肉

【穴位选择】主穴：亮音穴（经验穴）、人迎穴；配穴：合谷、关元、神门、风池、中脘等。

【并用其他疗法】中药汤剂，辨证用药。

【疗程】埋针保留3天，每天揉按揿针3~5次以加强刺激，下次就诊再次埋针，共12次。

【取穴意义】声带小结、声带息肉皆是慢性喉部炎症的一种类型，可因长期用声不当、过度用嗓或长期慢性炎症刺激等诸多因素导致，以声音嘶哑为主要症状。小结是位于双侧声带前、中1/3交界处灰白色点状突起。息肉多为一侧单发或多发，有蒂或广基，常呈灰白色半透明样，或为红色小突起，有蒂者常随呼吸上下移动，大者可阻塞声门发生呼吸困难，影响发音。

声带小结、声带息肉属于中医学"久瘖"范畴。局部取穴：经过长期临床实践，有研究者总结出经验穴——亮音穴。亮音穴位于前正中线上，甲状软骨与环状软骨之间，喉结最高点正下方的凹陷中，即环甲膜正中。亮音穴位于任脉之上，"任脉者，起于中极之下，以上毛际，循腹里，上关元，至咽喉，上颐循面入目"（《素问·骨空论》），任脉乃"阴脉之海"，诸阴经均循经咽喉，故可调理诸阴经之气血运行，气血调达则咽喉濡养如常。《灵枢·忧恚无言》言："会厌者，声音之户也。"又言："会厌之脉，上络任脉，取之天突，其厌乃发也。"亮音穴解剖位置更靠近会厌和声带，较天突、廉泉等穴更能够调理局部气血，使声带气血复常而声音能出。局部取穴常常加用人迎穴，左右各一，加上亮音穴，有局部围刺之意，促进局部气血运行流通。全身取穴：声带小结、声带息肉的病因病机以痰、瘀、虚为主，中药处方上分阶段论治，故揿针全身取穴最基本的要考痰、瘀、虚的孰轻孰重，痰瘀重者配合谷，合谷为手阳明大肠经原穴，可治头面五官诸病；虚重者配关元，关元位于任脉，为小肠之募穴，可治元气虚损诸症，亦是全身重要的强壮穴位；若痰瘀虚势均者，则关元、合谷同用。若患者同时伴有鼻塞、流涕、喷嚏等表证表现，则加用风池；若伴失眠、梦多、烦躁等心神不宁者，则加神门；若伴胃胀、纳呆、胃痛等症，则加中脘。

【出处】王彩莹，梁姣，周亚楠，等．谢慧教授新型揿针配合中药治疗声带小结息肉经验［J］. 四川中医，2016，34（02）：11-13.

第二节　口腔病症

一、颞颌关节紊乱症

【穴位选择】主穴：上关、下关、听宫，患者做咬合动作，局部压痛点再埋针；配穴：无。

【并用其他疗法】超短波治疗，每次 20 分钟，每日 1 次，10 天为 1 个疗程，共 2 个疗程。

【疗程】穴位留针 24 小时，隔日 1 次，10 天为 1 疗程，共 2 个疗程。

【取穴意义】颞颌关节紊乱症是口腔颌面部最常见的疾病，发病机制尚未完全明了。临床表现为疼痛、弹响、张口受限三大主症。多数属关节功能失调、预后良好；但极少数病例也可发生器质性改变。

颞颌关节紊乱症属于中医学中"口噤不开"范畴，多由于正气不足，风寒湿邪入侵，气血运行不畅，经络不通，产生疼痛，或筋脉长期失养，关节咬合不利。药物治疗往往效果欠佳，正所谓"药之不达，针之所及"，局部揿针和现代物理治疗，均直接作用于患部，可缓解疼痛、改善局部症状。将揿针埋针于颞颌关节区痛点，可调气血，通经脉，止疼痛。上关穴隶属足少阳胆经，下关穴乃足阳明、足少阳之会，调经气，利关节咬合，听宫穴为手、足少阳和手太阳三经之会，可祛风解痉，舒筋通络，从而缓解疼痛、改善张口受限。

揿针埋针操作方便，痛苦小，可使穴位和经络产生稳定而持续的针刺刺激，促进气血运行，调节经络脏腑功能以达到治疗疾病的目的。合用超短波，通过其温热效应改善局部血液循环，加速组织代谢，利于渗出物和有害炎症介质清除，消除水肿；减低神经兴奋性，提高组织痛阈，均利于改善肌肉紧张并缓解疼痛。

【出处】陈娜. 揿针配合超短波治疗颞颌关节紊乱症 32 例［J］. 浙江中医杂志，2017，52（05）：362.

二、复发性口腔溃疡

【穴位选择】主穴：胃俞、肾俞、曲池、足三里，左右交替使用；配穴：无。

【并用其他疗法】予复方氯己定含漱液 10mL，早晚刷牙后含漱 5 分钟。

【疗程】穴位埋针 6 小时后取除，每日 1 次，左右交替使用，共 5 天。

【取穴意义】复发性口腔溃疡（recurrent aphthous ulcer）是临床常见病、多发病，发病机制尚未十分明确。老年人因新陈代谢较慢，脏器功能减退及免疫力下降，更易导致口腔溃疡不愈合，反复发作。老年患者常因疼痛影响正常进食，可造成营养不良和代谢紊乱。现代医学治疗本病以减少发作次数、延长间歇期、减轻疼痛、促进愈合为主要目标，所用药物有一定疗效，但存在易复发、有一定副反应的缺点。

复发性口腔溃疡可归属于中医学"口疮""口糜"等疾病的范畴。《寿世保元·口舌》："口疮，连年不愈者，此虚火也。"指出虚火是口疮反复发作的主要原因。《素问·阴阳应象大论》："年过四十，而阴气自半。"提示阴气随年龄增长而逐渐衰竭。由此可见，复发性口腔溃疡在老年人多发的基本病机为年老素体阴虚，或劳伤过度，阴液耗损，导致阴气不足，不能制阳，虚火内生，上炎口舌而发病。《灵枢·经脉》："大肠手阳明之脉……入下齿中，还出挟口……""胃足阳明之脉……入上齿中，还出挟口……""肾足少阴之脉……循喉咙，挟舌本。"进一步指出口疮与大肠经、胃经及肾经的密切关系。故治疗本病应滋养胃肾之阴液，清泻阳明之火热。胃俞、肾俞为胃、肾两脏经气输注之处，取之有疏通经络、滋养阴液之功；曲池有祛风清热、凉血泻火之效；足三里是胃经合穴、下合穴，取之即《灵枢·邪气脏腑病形》"合治内腑"之法，有引热下行之能，即"上病下取"之意，还能增强机体免疫功能。诸穴合用，共奏滋阴养液、清热泻火之功，使胃肾滋、阴液充、虚火降，而诸症得除。

揿针通过长时间刺激皮部及腧穴，可以调节络脉、经脉及脏腑的功能，达到疏通经络气血、调节脏腑阴阳、治疗各种疾病的目的。揿针仅刺入皮内或皮下，未达深层组织，对脏腑、大血管及神经干不会造成损伤，该法既安全可靠，又较少产生刺痛感，通过长时间固定埋藏对特定腧穴产生持久而柔和的良性刺激，患者易于接受且疗效确切。

【出处】金赟．揿针治疗阴虚火旺型老年复发性口腔溃疡疗效观察[J]．上海针灸杂志，2016，35（10）：1226-1228．

第三节　眼科病症

一、弱视

【穴位选择】主穴：肝俞；配穴：无。

【并用其他疗法】埋针后用雀啄灸法灸该穴位，以皮肤温热、潮红为度，每穴20分钟，避免烫伤、感染等危险发生。

【疗程】皮内针单侧交替埋置肝俞或胆俞2~3天，2次埋针间隔时间不小于 4 天，不同穴位可以连续进行。若为疼痛疾病，埋针时间以疼痛缓解为度，不一定持续数日。每 10 次（30 天）为 1 个疗程，连续 3 个疗程。

【取穴意义】弱视（amblyopia/lazy eye）指单眼或双眼最佳矫正视力低于相应年龄的视力，因各种原因导致视觉细胞有效刺激不足所致。应用一般临床检查方法在眼部未发现明显病变，且不能用镜片矫正。人类视觉发育的关键期为出生后至 3~4 岁，7~10 岁为视觉发育的终止时间，因此，弱视若不及时治疗，可能发展成为低视力或盲症。据文献报道，我国儿童弱视发病率约 2.83%，大多数弱视都是由散光、近视或远视等引起。

中医学中没有弱视这一病名，将其归属于"视瞻昏渺"或"小儿青盲"等范畴，从中医学的整体观念来讲，肝主藏血，开窍于目，"肝受血而能视"，肝血不足，则目无所养，故视物昏蒙易成弱视。本病的病因在于先天禀赋不足或后天失养而致阴血匮乏，眼窍滞涩。中医学针灸可通过提高大脑皮层兴奋性，增强组织代谢，改善微循环，促进视神经、视网膜的血液灌注，促进视神经功能的恢复。

《黄帝内经》曰："肝开窍于目""肝受血而能视"，古人有"泪为肝液"之说，肝和则能辨五色，肝功能正常则目光有神，视物清楚明亮；如肝功能受损，也可以反应目的病变。所以目与肝最为密切。肝俞穴为明目之效穴，有调肝明目之功。背俞穴是脏腑之气输注于背部的腧穴，《素问·长刺节论》："迫脏刺背，背俞也。"《素问·阴阳应象大论》曰："因病治阳。"这均说明背俞穴可以治疗五脏疾病，同时还可以治疗五脏相关的五官九窍、皮肉筋骨等病症，故肝俞穴是治疗肝病的要穴。雀啄灸可以起到温通经络、行气活血的功效，通过远端刺激肝俞穴等穴位，平衡阴阳，达到治疗儿童弱视的目的。

【出处】王龙，周志跃. 皮内针留置肝腧穴配合雀啄灸治疗儿童弱视的临床疗效观察 [J]. 中国医药指南，2014，12（32）：286-287.

二、近视

【穴位选择】主穴：睛明、阳白、瞳子髎、球后、承泣；配穴：无。

【并用其他疗法】无。

【疗程】埋针后嘱每日按压 5 次，2 天后取除。隔 2 天治疗 1 次，每周治疗 2 次，4 周为 1 个疗程，共 3 个疗程。

【取穴意义】 近视（myopia）是眼科的一种常见病，指眼睛在调节放松状态下，平行光线经屈光系统屈折后聚焦于视网膜之前的一种屈光不正的状态，表现为远视物模糊，近距视力好，常伴有视疲劳、夜间视力差、飞蚊症等，严重影响了生长发育期青少年患者的学习和生活。近年来，随着学生课业负担的加重，以及电脑、手机等高科技电子产品的普及，我国中小学生近视眼的患病率大致随学龄增长而增加，且以中低度近视为主。目前我国小学生近视患病率为 13.7%，初中生为 42.9%，高中生为 69.7%，并呈低龄化的发展趋势。目前针对青少年单纯性近视的发病机制尚不明确，但较为肯定的是与长期近距离过度用眼有关，形成调节紧张、睫状肌痉挛状态，导致眼调节方面的紊乱、异常，形成近视。

中医学称近视为"能近怯远证"，是一种屈光不正的眼病。《灵枢·大惑论》中记载"目者，五脏六腑之精也，营卫魂魄之所常营也，神气之所生也"，故先天脏腑禀赋不足及用眼习惯的不正确，致使久视伤血，血亏气损而致目中神光不能发越，肝肾亏虚而发为本病。

循经治疗是针灸临床治疗疾病的一个重要原则，局部穴位为脏腑经络气血集聚于体表的部位，亦是施术起到治疗作用的部位。眼睛与经络关系十分密切，其周围的经络分布周密，源源不断地输注气血濡养于目。因此，选取睛明穴，为治疗一切目疾的经验有效穴；球后穴为治疗眼疾的奇穴；阳白穴为足少阳胆经与阳维脉的交会穴，主治眼睑及头面病症；瞳子髎穴为手太阳经与手足少阳经的交会穴，《针灸大成》曰："主目痒……青盲无见，远视𥇥𥇥。"其具有疏散风热、明目退翳的功效；承泣为足阳明胃经与任脉、阳跷脉的交会穴，任脉"上颐循面入目"，阳跷脉"交目内眦"，足阳明之经别"还系目系"，其经筋"为目下纲"，与睛明、阳白、球后、瞳子髎在眼周各个方位发挥共同调节眼部经气的作用。以上治疗穴位多为足三阳经经穴，正如《灵枢·逆顺肥瘦》中所载"足之三阳从头走足"，故针刺眼周这些腧穴能改善眼睛的供血状态，增加其局部血液循环，同时又通畅全身气血运行，"内灌脏腑，外濡腠理"，增强周身气血对眼部的温养濡润。从解剖学角度分析，这些穴下多分布有眼神经、动眼神经、面神经的分支，针刺可营养其周围神经，缓解局部睫状肌的紧张和痉挛，从而改善其疲劳状态，矫正近视。

皮内针疗法是在传统针刺留针的基础上演变发展而来，《内经》中有

"静而久留"的记载。它突出了长效针感的刺激，延长了针刺效应的时间。皮下穴内埋针可产生对末梢神经持续而稳定的刺激，持续地促进经络气血有序运行而达到祛邪扶正的作用。

【出处】韩莹，李上封，付竞，周钰. 皮内针疗法治疗青少年近视的临床疗效观察［J］. 新疆医科大学学报，2017，40（10）：1306-1308+1312.

三、麦粒肿

【穴位选择】主穴：双侧脾俞；配穴：无。

【并用其他疗法】每晚睡前用热水烫脚，每次 30 分钟，以疏泄阳邪之火。

【疗程】埋针 24 小时，隔日 1 次。一般 1~2 次即可治愈。发病 3 天左右者需埋针 2~3 次。

【取穴意义】麦粒肿（hordeolum）俗称针眼，是一种常见的眼科腺体化脓性炎症，以疖肿形似麦粒而得名。麦粒肿分为内麦粒肿和外麦粒肿两型。

眼睑位于眼球前方，司眼之开合，属于《灵枢·大惑论》中之"约束"；在"五轮"之中为"肉轮"。《黄帝内经》云："脾主肌肉。"故五轮学说中明确将两睑归属于脾，故取脾俞。皮内针留置可持续刺激达到活血通络、消肿止痛、疏泄阳邪火毒、清利湿热的作用，使阴阳归于平衡达到治愈目的。

【出处】苗金娣，杨永红，张会芳. 脾俞穴埋皮内针治病麦粒肿 44 例疗效观察［J］. 黑龙江医药科学，2002（04）：118.

四、干眼症

【穴位选择】主穴：攒竹、太阳、四白；配穴：无。

【并用其他疗法】无。

【疗程】埋针 24 小时后取针，隔日 1 次，2 周为 1 疗程。

【取穴意义】干眼症（xerophthalmia）指由多种因素所导致的以眼睛干涩为主要症状的泪液分泌障碍性眼病，常伴有双眼痒感、异物感、烧灼感或畏光、视物模糊、视力波动等表现。常见症状包括眼睛干涩、容易疲倦、眼痒、有异物感、痛灼热感、分泌物黏稠、怕风、畏光、对外界刺激敏感；有时眼睛太干，基本泪液不足，反而刺激反射性泪液分泌，而造成常常流泪；较严重者眼睛会红肿、充血、角质化、角膜上皮破皮而有丝状物黏附，这种损伤日久则可造成角结膜病变，并会影响视力。世界范围内，干眼症发病率为 5.5%~33.7%，近年来随着空气污染加重、用眼过度等诸多因素的影响，我国干眼症的发病率有逐年增加并年轻化的趋势。

中医学将干眼症归为"白涩症"范畴，其基本病机为体质阴虚，目失濡养。《证治准绳》曰："视珠外神水干涩而不莹润。"病因可归为以下几类：①外感燥热，内达于肺，致肺阴不足，无法上润于目；②肝肾阴虚致泪液生化受阻；③脾虚气弱，水湿运化失司，泪液不能上营；④脾胃湿热，清浊升降失调等。近几年，针灸成为治疗干眼症的研究热点，但针灸治疗对施术者要求较高，眼区穴位多易导致眶内血肿，甚至有针刺误入眼球导致失明的病例报道。揿针具有创伤小、操作简单的优点，埋针后给皮下穴位以微弱而持续的刺激，验证古代"静以久留"的思想。

攒竹穴位于眉头陷中，属足太阳膀胱经，清热明目，祛风止痛，可均衡眼部气血阴阳，有滋阴败火之效；太阳穴位于颞部，属经外奇穴，清肝明目，通络止痛；四白穴位于瞳孔下方，眶下孔凹陷处，属足阳明胃经，祛风明目，通经活络。中医学认为眼与脏腑之间主要依靠经络进行有机联系，气、血、津、液依靠经络输送使眼睛得到濡养。因此通过揿针埋针可调整经络脏腑气血津液，从而达到治疗干眼症的目的。

【出处】武静，马晓昀，何琳萍．揿针埋针治疗干眼症临床疗效［J］．长春中医药大学学报，2016，32（05）：1033-1036.

五、白内障

【穴位选择】主穴：睛明、攒竹、四白、鱼腰、丝竹空、瞳子髎、阳白；配穴：无。

【并用其他疗法】超声乳化手术。

【疗程】穴位埋针 60 分钟，每穴按压 30 次，每日 1 次，持续治疗7 天。

【取穴意义】白内障（cataract）是眼科常见致盲性疾病，是各种原因如老化、遗传、局部营养障碍、免疫与代谢异常、外伤、中毒、辐射等，引起的晶状体代谢紊乱，导致晶状体蛋白质变性而发生浑浊。此时光线被浑浊晶状体阻扰无法投射在视网膜上，导致视物模糊。多见于40岁以上的中老年人群，且随年龄增长而发病率增多。中国的白内障患者以每年40万的新增病例在不断增长，严重影响患者的生存质量。针对明显视力障碍的白内障患者，目前最佳治疗手段是外科手术，其中超声乳化手术具有创伤小、切口小、术后散光不明显等显著优势。但是，手术对角膜内皮的损伤等可能影响患者术后的视力恢复，出现疼痛、肿胀等临床症状。而针刺具有良好的镇痛、抗炎作用，可以改善白内障术后引发的疼痛和肿胀，有助于患者术后症状改善。

虽然超声乳化手术是改善患者明显视力障碍的最优治疗方法，但在临床治疗中不同程度地出现的术后并发症，特别是角膜水肿的发生，严重影响患者的预后和生活质量。临床研究发现，超声乳化对角膜内皮的损伤主要包括机械损伤、化学损伤以及热效应，内皮细胞的损伤与超声能量的大小、乳化时间的长短以及晶状体核本身的病损程度有高度正相关，内皮细胞损伤程度将直接影响患者术后视觉质量以及生活质量。

针刺治疗白内障在中医学古籍中有详细记载，其中"金针拨障术"的出现和发展在传统医学史中具有非常重要的影响，为针刺治疗白内障积累了丰富的临床经验。这一外治疗法基于中国传统医学理论，其中经络理论形象而清晰地梳理了眼与十二经脉之间的密切联系，独具特色地阐释了针刺治疗白内障的中医学作用机制，针刺可以通过刺激体表腧穴，疏通与眼部相联系的经络，推动局部及全身的气血运行，从而实现其治疗作用。在临床应用中，为了获得更好的临床疗效，需要进行辨证辨病分经取穴。目前白内障针刺治疗的常用腧穴，主要包括睛明、攒竹、四白、鱼腰、丝竹空、瞳子髎、阳白、臂臑、风池、太冲、太溪、三阴交、丰隆等腧穴，结合临床经验及患者术后特点，遴选了本组的腧穴选择。揿针针身细小，直接按入腧穴，长时留针，无刺痛，不影响患者活动，疗效确切，安全可靠。

【出处】张薇，李琪，陈浩．揿针联合超声乳化术治疗白内障的临床观察［J］．当代医学，2018，24（14）：59-61．

第七章　皮肤科病症

第一节　痤疮

【穴位选择】主穴：耳穴内分泌、皮质下；配穴：无。

【并用其他疗法】三棱针挑治：背部肺俞穴及其两侧肩胛骨周围，找出较大的白色斑点2~3个，常规消毒后，用三棱针平行快速挑刺，挑出皮下纤维组织或挑断皮下白色纤维数根，挤压出血，后用碘酒消毒，覆盖无菌纱布。10天挑治1次，治疗期间禁淋浴，忌食辛辣刺激等食物。

【疗程】埋针10天为1个疗程，埋针期间每天按压埋针处2~4次以加强针感。两耳交替。

【取穴意义】现代医学认为，痤疮是性激素分布不均和自身免疫所致，还有认为是皮脂腺分泌旺盛，以及现在空气不净，肉眼看不见的尘埃和使用劣质化妆品堵塞毛孔，使毛囊壁变性角化所致，好发于面部及背部多脂部位。本病诊断要点为患处有散在红色小丘疹，头上可挤压出白色粉渣，或集簇成片或疼或痒或红，有烧灼感，消退后留有褐色印迹。

中医学称痤疮为粉刺。中医学则认为本病因肺肠积热或肠胃积热日久，毒邪上蒸于面或背部，郁结肌肤而成。内分泌、皮质下可抗感染，调节内分泌功能，减少皮脂分泌；三棱针挑刺可改善皮肤末梢循环，促进新陈代谢，激活组织新生，增强皮肤的抵抗力和免疫力，达到迅速治愈的目的。以上各穴配合使用能起到清热、消炎、凉血活血、除湿通络之奇功。同时嘱患者忌食辛辣厚味，保持皮肤清洁，不用劣质化妆品。皮内针治法省时省力，副作用小且疗效极佳，患者易于接受。

【出处】张丽，宋丹霞，冯黎. 耳穴埋针配合背部挑治法治疗粉刺[J]. 河南中医，1998，（05）：64.

第二节 黄褐斑

【**穴位选择**】主穴：耳穴心、肝、肾、肺、交感、皮质下、面颊、内分泌；配穴：无。

【**并用其他疗法**】针灸。主穴：颧髎、迎香、印堂、血海、三阴交，大椎、肺俞；配穴：气滞血瘀加太冲；肝肾阴虚加肝俞、肾俞、太溪、命门；脾虚湿困加中脘、脾俞、阴陵泉。根据面部黄褐斑的不同部位取相应阿是穴。针刺时嘱患者先取仰卧位用毫针针刺，再取俯卧位针刺背俞穴，均留针 25 分钟，每两日 1 次，10 次为 1 个疗程。

【**疗程**】埋针 3 天换 1 次，每日揉按 3~4 次，每次每穴按压时间 1 分钟左右，以局部产生酸麻胀痛及灼热感为佳。3 次为 1 个疗程，共 3 个疗程。

【**取穴意义**】黄褐斑（chloasma）也称肝斑，为面部的黄褐色色素沉着。多对称蝶形分布于颊部。女性多见，病因尚不清楚，有研究表明血中雌激素水平高是主要原因，其发病与妊娠、长期口服避孕药、月经紊乱有关。本病也见于一些女性生殖系统疾患、结核、癌症、慢性乙醇中毒、肝病等患者。日光可促使本病发病。男性患者约占患病人群的 10%，有研究认为男性发病与遗传有关。

中医学认为本病多与肝、肾、脾三脏腑密切相关，大凡气滞血瘀，灼伤阴血；肝肾阴虚，精血亏虚；脾虚湿困，不能升清降浊均可导致气血不能上荣于面，使面部失于荣养而生黄褐斑。本病治疗以疏肝健脾、滋补肝肾、理气活血为原则。面部阿是穴可促使局部血运加快，增强新陈代谢，改善面部血液循环；脾胃为后天之本，气血生化之源，故取脾经血海，有调血理血之效；肺主皮毛，有宣通之效，故取肺俞；背俞穴是脏腑精气输注于背腰部的穴位，刺之可调节五脏功能，激发经气，达到通络化瘀、消除褐斑之效。因"耳者宗脉之所聚也"，采用耳穴埋针以活血化瘀，气血调和，促使黄褐斑消失。

【**出处**】宫嘉. 针灸配合耳针治疗黄褐斑 56 例［J］. 中国实用医药，2010，5（34）：86-87.

第三节　扁平疣

【穴位选择】主穴：耳穴肺、神门、面颊、皮质下、内分泌；配穴：无。

【并用其他疗法】三棱针耳垂放血。

【疗程】耳穴埋针，每次一耳，两耳交替。3 天一次，4 次为 1 个疗程。

【取穴意义】扁平疣（flat wart）是由人乳头状瘤病毒（HPV）感染引起的，是好发于青少年的病毒感染性疾病。临床表现为皮色或粉红色的扁平丘疹，多见于面部和手背，无明显的自觉症状，病程缓慢，可通过直接或间接的接触传染。

中医认为疣之为病，多因为风热、火毒之邪所侵而致气血凝滞，郁于肌肤而成，耳垂放血能泻热活血，血行而风自灭，所以耳垂放血是本病治疗关键之所在，耳垂放血配合耳穴埋针治疗扁平疣疗效显著。

【出处】刘振勤. 耳针治疗扁平疣［J］. 针灸学报，1991（04）：53.

第四节　带状疱疹

【穴位选择】主穴：围刺病变部位；配穴：无。

【并用其他疗法】无。

【疗程】揿针围刺病变部位，每日 1 次，连用 14 天。

【取穴意义】带状疱疹（herpes zoster）是由水痘-带状疱疹病毒引起的急性感染性皮肤病。对此病毒无免疫力的儿童被感染后会发生水痘，部分患者被感染后成为带病毒者而不发生症状。由于此病毒具有亲神经性，感染后可长期潜伏于脊髓神经后根神经节的神经元内，当人体抵抗力低下或劳累、感染、感冒时，病毒可再次生长繁殖，并沿神经纤维移至皮肤，使受侵犯的神经和皮肤产生强烈的炎症。皮疹一般有单侧性和按神经节段分布的特点，由集簇性的疱疹组成，并伴有疼痛，年龄愈大，神经痛愈重。本病好发于成人，以春秋季节多见。一般人发病后，可终身免疫，但近年文献报道也有复发者。现代研究显示，其发病与机体免疫功能低下密切相关，故中老年人、亚急性红斑狼疮患者、淋巴瘤患者、局部创伤后、较长时间接受激素及放射治疗等免疫功能低下人群较正常人明显易感。

中医学也称带状疱疹为缠腰火丹，缠腰火丹又称为蛇串疮、蛇丹、蜘蛛疮等。本病症见皮肤起成簇红粟，痛如刺蜇，由于肝经湿火，脉弦数，舌红苔黄。其病因病机主要为肝经火盛，情志不遂，肝郁化火；另外经常饮食失调，以致脾胃虚弱，脾失健运，日久湿浊内停，郁而化热，湿热搏结内蕴于腠理、闭阻肌肤而发；病久正虚无力驱邪外出，肝火脾湿郁于内，毒邪乘之诱于外，邪毒稽留不去，余毒未清，导致肌肤营卫壅滞，气血瘀阻为其果，毒火稽留血分，发为红斑，湿热困于肝脾，则为水疱，毒邪与肝火、湿热搏结，阻于经络气血，气血凝结阻于经络，不通则痛。

运用揿针进行病变部位围刺，又称围剿刺法、围针法，是运用多个揿针在病变部位周围进行包围式针刺的一种方法。围刺法源于《灵枢·官针》"五刺"中的"豹文刺"及"扬刺法"，后来经过后世各医家的长期临床实践及探索，两种针刺方法被进行改良，扩大了其临床治疗的适应证，形成了现代常用的围刺法。围刺法多数是在病变部位四周运用多个揿针从四周向病变中心进行针刺，临床上可根据病情轻重及病灶大小灵活选取所用针刺的数量、针与针之间间隔的距离等。带状疱疹后遗神经痛的病机为"不通则痛"及"不荣则痛"，在病变局部部位采用揿针围刺，不但可以沟通局部各经脉、络脉及皮部之间的联系，还可以疏通局部经络及气血的运行，通则不痛，同时还可祛瘀生新，达到疼痛自愈的效果。揿针围刺是通过揿针浅刺病变表皮且久留揿针于病变部位的方式来延长针刺效应的时间以提高疗效。

近年来临床运用针灸治疗带状疱疹获得了较大进展，针灸临床治疗手段非常广泛，常见的针具包括毫针、火针、揿针、电针、梅花针等，灸法、穴位注射、刺络拔罐以及针刺配合穴位注射、针刺配合中药等综合疗法亦为目前针灸临床常用之法。近几年临床实践证明，运用揿针围刺针灸具有明显的镇痛作用，特别是对于带状疱疹后遗症后顽固性神经性疼痛具有良好的疗效，同时揿针疗法经济、简便、镇痛起效快、疗效持续时间长，能显著缓解带状疱疹患者的疼痛。

【出处】豆小妮，郑玉琴，王同福，等. 揿针围刺治疗带状疱疹的效果［J］. 中国当代医药，2018，25（36）：123-126.

第五节　神经性皮炎

【穴位选择】主穴：耳穴腮腺、肺、枕、肾上腺、内分泌、神门；配穴：根据皮损部位取耳后的上背、中背、下背，即皮损以上肢为主取下背；以躯干为主取中背；以下肢为主取上背。

【并用其他疗法】无。

【疗程】每次选穴 2~3 个，双耳交替进行，埋针 1 次保留 5 天，3 次为 1 个疗程，未愈者再行第 2 个疗程。

【取穴意义】神经性皮炎（neurodermatitis）又称慢性单纯性苔藓，是以阵发性皮肤瘙痒和皮肤苔藓化为特征的慢性皮肤病。为常见皮肤病，多见于成年人，儿童一般不发病。病因还不十分清楚，一般认为与精神神经等因素有关，另外内分泌异常及感染病灶的致敏都可能成为发病因素。局部的刺激可促使本病的发生，临床诊断不难，但疗效不理想，且复发率高，多常年不愈，为皮肤科的顽症之一。现代医学治疗本病的方法很多，可根据病情及皮肤受累范围的大小适当选择，大多偏重于对症处理。

中医学称为摄领疮或顽癣，认为本病病位在肌肤，本在脏腑，初期多由风热之邪蕴阻肌肤经脉所致，日久由于营血不足，血虚生风化燥，皮肤经络失于濡养而成，中药治疗初期多采用凉血清热，消风止痒，后期则以养血润燥，息风止痒为法，但疗效不甚满意，主要是停药后易复发。由于肺主一身之表，合于皮毛，故取肺穴疏通肌表，运行气血，疏风清热；取枕穴有安神、镇静、止痒之效；内分泌有调节内分泌紊乱及抗过敏、止痒作用；神门能镇静，安神，止痛，抗过敏；肾上腺穴能调节肾上腺和肾上腺皮质激素的功能，能抗过敏，消炎，收缩和舒张血管；腮腺穴可祛风止痒，抗炎；"上、中、下背穴"均有较好的止痒作用，并使治疗直达病所。诸穴合用，标本兼顾，其病可克。

【出处】刘卫英，邓元江. 耳穴埋针治疗神经性皮炎 78 例疗效观察［J］. 湖南中医学院学报，1996（03）：66-67.

第六节　荨麻疹

【穴位选择】 主穴：荨麻疹、肺、心、肾上腺、枕、神门等；配穴：无。

【并用其他疗法】 埋针前先用三分针刺入耳内上述穴位等过敏点，至有适当感觉后则施用捣刺泻法（刺激强度以患者能忍受为度）。

【疗程】 单侧耳埋针3天后更换对侧耳，针刺时机最好选择在下午。急性者1~2次，慢性者4~5次。

【取穴意义】 荨麻疹（urticaria）俗称风疹块，是由于皮肤、黏膜小血管扩张及渗透性增加而出现的一种局限性水肿反应，通常在2~24小时内消退，但反复发生新的皮疹。病程迁延数日至数月，临床上较为常见。

中医学认为当脏腑或经络相连肢节有病变时，耳郭相应部位便出现病理性压痛点，针刺这些与脏腑经络有关联的特定压痛点，能引起和加强机体内的调节和防御机能，发挥机体的抗病能力，恢复功能，从而达到扶正祛邪、调和阴阳、畅通气血的治疗目的。

治疗获效的关键除选穴正确外，刺激的强度和持续时间也起着重要作用。研究发现耳针刺激法对改善近期临床症状较好，对改善远期疗效则不够理想，考虑可能与刺激量不足有关，在同时采用长时间（一般不少于持续48小时）留针的皮下埋针刺激时，收到了明显的疗效。

治疗过程中，勿用水洗脸。严格消毒以防感染，保持精神愉快，避免冷风袭击，忌食辛辣等刺激性食物，忌烟酒。

【出处】 高塔木．耳内埋针治疗荨麻疹九例［J］．内蒙古中医药，1985（02）：40-41．

第八章　精神病症

第一节　焦虑症

【穴位选择】主穴：百会、神门、心俞；配穴：无。

【并用其他疗法】每晚睡前服用 1~2 片与佳静安定同形状的安慰剂淀粉片。

【疗程】埋针时间为 1~2 天，每周 2 次，疗程 8 周。

【取穴意义】焦虑症（anxiety），又称焦虑性神经症，是临床常见的情感障碍性疾病之一，以焦虑情绪体验为主要特征。有流行病学报告显示其患病率高达 2%~4%。焦虑症以反复发作的惊恐不安或持续的焦虑为临床特征，伴有失眠、易激惹、坐立不安和自主神经功能紊乱表现。严重的情绪障碍和睡眠障碍是降低患者生活质量的重要因素，因此，改善情绪障碍和睡眠是焦虑症治疗的主要内容之一。目前西医以苯二氮卓类等镇静抗焦虑药物是治疗的主体药物，此类药物在改善症状的同时多有宿醉感、认知和精神运动损害，长期大量使用可产生耐受性和依赖性。尽管近年来不断有新型抗焦虑药物面世，但均价格昂贵，疗效并不确切。

焦虑症属于中医学情志疾病范畴，中医学虽无完整的关于焦虑症的论述，但以焦虑症的主要临床表现为依据，可以在"郁证""心悸""怔忡""不寐""百合病"等多种病症的文献记载中找到相应的描述。焦虑症主要与心肝两脏功能失调、气血失和、七情内伤有关。有研究者在总结既往经验和查阅文献资料的基础上选定了皮内针埋针的穴位。百会穴位居人体最高位，是诸经脉在头部会聚的腧穴，是督脉上的主要腧穴，具有镇心宁神、开窍益智的功效；神门为手少阴心经之原穴，具有安神定志、宁心安眠之效；心俞为背俞穴，为心之精气输注于背部的腧穴，同样具有养心安神之效果。以上三穴均是皮内针常用穴位，三穴同用起到宁心安神定志之效。

【出处】 朱兆洪，丁柱．皮内针治疗对焦虑症患者睡眠和情绪状态的影响 [J]．辽宁中医药大学学报，2013，15（06）：195-197.

第二节　抑郁症

【穴位选择】 主穴：双侧心俞、肝俞；配穴：无。

【并用其他疗法】 针刺：四关（双侧合谷、太冲）、百会、印堂。针刺配合导气法，留针 30 分钟，期间嘱患者行鼻深呼吸。艾灸：四花（双侧膈俞、胆俞）。在所选穴位上均匀涂擦万花油，将搓成直径 1cm，高 1cm 的圆锥形艾炷放置在灸穴上，用线香点燃。艾炷燃烧接近 2/3，且患者有温热或轻微灼痛感时，即用棉签将未燃尽的艾炷移除，每个穴位各灸 5 壮。注意防止烫伤，以患者耐受为度。

【疗程】 埋针留置 2 天后取出。以上 3 个步骤每周治疗 2 次，每次间隔时间>48 小时，共 12 周。

【取穴意义】 抑郁症（depression）又称抑郁障碍，是多种原因导致的以持续情绪低落为主要症状的精神疾病，临床可见心情低落与其处境不相称，情绪的消沉可以从闷闷不乐到悲痛欲绝，自卑抑郁，甚至悲观厌世，可有自杀企图或行为；甚至发生木僵；部分病例有明显的焦虑和运动性激越；严重者可出现幻觉、妄想等精神病性症状。本病每次发作持续至少 2 周以上，长者甚或数年，多数病例有反复发作的倾向，每次发作大多数可以缓解，部分可有残留症状或转为慢性。随着社会竞争越来越激烈，抑郁症的患者正以每年 11.3% 的速率连年增高，WHO 指出抑郁症将成为 21 世纪位居世界第一的精神心理疾患。

《素问·举痛论》云："百病生于气也……悲则气消，恐则气下，思则气结。"《灵枢·本神》云："愁忧者，气闭塞而不行。"可见气机郁滞是本病的基本病机。《医碥》云："百病皆生于郁。而木郁是五郁之首，气郁乃六郁之始，肝郁为诸郁之主。"肝主疏泄功能正常，则气机调畅，气血和调，情志活动就正常。若反复持久的精神刺激，如郁怒伤肝，影响了肝主疏泄的功能，则会导致肝气郁结，临床上可见情志抑郁、胸闷、善太息、时时欠身等。神是人体生命活动的主宰及其外在总体表现的统称。《素问·灵兰秘典论》："心者，君主之官也，神明出焉。"《灵枢·邪客》："心者，五脏六腑之大主也，精神之所舍也。"心藏之神既主宰人体生命活动，又掌控人的精神意识、思维情志。精神情志致病，易伤心神，而致脏腑气机紊乱，故调理心神为治疗此类疾病的根本方法。由此可见，疏肝与调神是治疗抑郁症的关键，疏肝调神针灸方案从肝论治，调气为先，采用皮内针埋针双侧心俞及肝俞穴，配合针刺四关及艾灸四花治疗，可明显提高治疗总有效率。

【出处】 樊凌，符文彬，许能贵，等．疏肝调神针灸方案治疗抑郁症的随机对照研究［J］．中华中医药杂志，2012，27（04）：841-846.

第三节　戒烟综合征

【穴位选择】 主穴：神门穴；配穴：无。

【并用其他疗法】 针刺百会、神门、戒烟穴。留针30分钟。隔日针刺1次，治疗15次。

【疗程】 针灸起针后神门穴埋皮内针，留针24小时，30天为1个疗程。

【取穴意义】 戒烟综合征指长期吸烟的人，在产生成瘾性后，一旦停止吸烟而出现的烦躁不安、失眠忧虑、全身疲乏、咳嗽多汗、头痛头晕、心率减慢、反应迟钝、食欲或体重增加等一系列的不适感。其发生是由于尼古丁的摄入急剧减少而导致。

中医学对于戒烟综合征没有专门的病名，但是在"郁证""多寐""痫证"等病症中有类似症状。戒烟综合征与长期吸烟有关，主要与肺、心、脑关系密切。其基本病机是毒邪久滞，内扰心神。针刺治疗以宁心安神、除烦定躁为治则，取穴以督脉及手少阴心经穴位为主。

《难经·四十七难》中说："人头者，诸阳之会也。"叶天士在《临证医案指南》中有云："头为诸阳之首。"百会位于头顶，有升提阳气及开窍醒脑的作用。神门是心之原穴，戒烟穴是戒烟的经验效穴，两穴相配，可宁心安神，除烦止呕。同时在神门穴埋针，可产生长时间的持续刺激，更进一步提升治疗效果。

现代研究也发现，脑内血液中的脑啡呔可以在吸烟后增加，而针刺治疗后可以使其恢复至正常水平，这可以从生理学方面解释针刺能减轻戒烟综合征各种症状的原因。

【出处】张音．针刺（结合揿针）治疗戒烟综合征 30 例临床观察[J]．黑龙江中医药，2017，46（02）：60.

第九章　慢性痛症

第一节　带状疱疹后遗神经痛

【穴位选择】主穴：疼痛剧烈处（阿是穴）；配穴：无。

【并用其他疗法】电针丛刺：患者取舒适体位，针刺处皮肤消毒，取 1.5 寸的无菌不锈钢毫针迅速在疼痛局部进行多针丛刺，针数多少随患处面积大小而定，多数后遗神经痛患者疼痛的面积较大，根据情况，分几个区域进行治疗。一般每针间距 1~1.5 寸，进针后不作补泻，以局部皮损为中心，进行电针正负极相接。疼痛较重者每日 1 次，待疼痛减轻后改为隔日 1 次。

【疗程】针刺结束后，在疼痛剧烈处（阿是穴）常规消毒，将揿针埋于患处，2 天后去除，再寻找新的剧痛点，重新埋针。嘱患者每隔 3~4 小时按压埋针部位 1~2 分钟以加强刺激，增强疗效。5 次为 1 个疗程。

【取穴意义】带状疱疹后遗神经痛（post-herpetic neuralgia，PHN）是带状疱疹患者的一种常见并发症，主要表现为带状疱疹处存在持续性、自发性的灼痛或刀割样疼痛。此病在带状疱疹患者中的发病率为 10%~15%。年龄在 60 岁以上的带状疱疹患者发生后遗神经痛的概率高达 50%。目前，带状疱疹后遗神经痛的西医发病机制尚未完全明确。有研究认为，此病的发生与带状疱疹周围的神经出现损伤有关。

中医学认为，本病多由于热毒郁火未净，气血亏虚造成局部气血凝滞，痹阻经络而引发的"不通则痛"和局部肌肤失养所致的"不荣则痛"。

丛刺法是由"十二刺"中扬刺法发展而来，以多针集中刺某一穴点或特定部位治疗病症的方法，以此加强了单位面积的刺激量，激发了局部经络经气的运行，从而促进局部气血调畅，扶正祛邪。还能阻断邪气对神经的进一步损害，起到通则不痛的作用。加以疏密波止痛、镇痛，并依赖电流的作用刺激穴位组织，使肌肉产生有节律的收缩，从而增强和维持针刺作用，以达到更好的镇痛效果。

撤针埋针具有运行局部穴位气血、疏通经络、促进代谢（增加碱性物质）的作用。针刺后再以撤针埋针治疗，既能较长时间留针施治，又能安全有效地配合生活运动进行治疗，并且持续发挥针刺疗效。丛刺和撤针治疗作用于络脉和皮部，皮部是十二经脉之气散布的部位，有保护机体、抵御外邪侵袭的作用，同时也与机体内脏腑构成整体的联系。两种治疗结合起到理气活血化瘀、通络祛邪止痛的作用，从而达到通而不痛、荣而不痛的目的。

【出处】徐纬，周日花. 电针丛刺配合撤针治疗带状疱疹后遗神经痛27 例［J］. 中国中医药科技，2014，21（01）：9.

第二节　带状疱疹后肋间神经痛

【穴位选择】主穴：阿是穴 1~2 处（多个阿是穴交替）、患侧期门；配穴：无。

【并用其他疗法】电针治疗：取患侧支沟、阳陵泉穴，连接 G6805 Ⅱ型电针机，选疏密波，强度以患者耐受为度，持续 30 分钟。

【疗程】隔天治疗 1 次，6 次为 1 个疗程。

【取穴意义】带状疱疹是由水痘带状疱疹病毒感染引起。病毒侵害脊髓后神经节，在疱疹痊愈后易遗留疱疹后神经痛。该病在临床上常好发于肋间，临床表现为胁痛，其疼痛可持续 1 个月，甚至长达数年，给患者带来极大痛苦。

带状疱疹后肋间神经疼痛属中医学"蛇串疮""缠腰火丹""火窜疮""蛇丹"等范畴。中医理论认为该病是由于肝气郁结，久而化火妄动，或因血虚肝旺，湿热毒盛，气血凝滞，以致疼痛剧烈，日久难愈。故临床上常取肝经穴位，以电针治疗。但单纯电针治疗后疗效维持时间较短，虽在数小时内症状可缓解，但至夜间疼痛又发作，且治疗的总疗程较长，在尝试电针结合穴位埋针治疗后，疗效更为满意。皮内针埋于皮下，施治于

"十二皮部"，通过持续的微弱刺激可达到长久的疏通经络、调和气血的作用。

【出处】郭小云．电针配合皮内针治疗带状疱疹后肋间神经痛 32 例总结［J］．湖南中医杂志，2006，22（03）：27-28.

第三节　眉棱骨痛

【穴位选择】主穴：患侧攒竹、昆仑；配穴：无。

【并用其他疗法】无。

【疗程】埋针时长，一般冬季 7 天，春秋季节 5 天，夏季 2~3 天。嘱患者每日按压埋针部位 3~4 次。痛甚者可每小时按压 1 次或适当增强指力和延长时间而达到泻实目的，增强疗效。每次取针后，间隔 2 天再如法施针，7 次为 1 个疗程。

【取穴意义】眉棱骨痛是临床常见疼痛，初起表现为颜面不舒，攒竹部位疼痛，指按该部疼痛加重，可伴有前额头痛，多发于一侧，有时痛势剧烈，甚至恶心欲吐，直接影响工作、学习和生活。西医研究的病因及发病机理尚不清楚，该部位是三叉神经的眼支，额神经的分支，经眶上裂入眶随眶上动脉一同经眶上切迹或孔而出眼眶。眶上神经疼痛可能是由于神经周围被激惹使血管扩张，血流增加，导致周围血管神经水肿等炎症改变。

眉棱骨痛属中医学"头痛""偏头痛""前额痛"范畴，《证治准绳》称其阴邪风，俗称眉骨风，其疼痛多突然发作，乃风寒湿邪侵袭，膀胱经脉痹阻，蕴热之邪循经上扰所致。取昆仑以解表热之邪而疗头痛，为上病下取之法。取攒竹穴以疏通局部经气，清泄膀胱热浊之邪，使壅滞的经脉得以疏通，达到"通则不痛"的治疗目的。运用揿针，可较长时间留针，增强疗效，顽疾得除。

【出处】陆春明，吴有宽．揿针治疗顽固性眉棱骨痛 21 例［J］．上海针灸杂志，2002（03）：46-47.

附录一　常见疾病皮内针疗法临床经验推荐穴位

偏头痛

①体穴：阿是穴、合谷（对侧）、列缺、太阳、头维。

②耳穴：神门、交感、脑干、内分泌。

神经性头痛

①体穴：太阳、太冲、头维、神庭。

②耳穴：皮质下、脑干。

三叉神经痛

①体穴：阳白、太阳、四白、翳风、下关、颊车、承浆、合谷。

②耳穴：神门、胃、面颊、垂前。

颈椎病

①体穴：大杼、颈百劳、阿是穴（阳性反应平面）、腕踝针上6（同侧）、养老、列缺、阳池。

注：阳性反应平面的确定：于颈1~7平面范围内在脊柱两侧0.5寸范围内进行触诊，如某一脊柱平面有压痛或触及条索状物，该平面即为阳性反应平面。腕踝针上6：位于小指侧尺骨缘背，腕横纹上两横指处。

②耳穴：颈、颈椎、肝、垂前、交感、神门。

肩周炎

体穴：阿是穴、肩髃、肩髎、肩贞、肩前、肩井、肩外俞、天宗、腕踝针上5、上6（同侧）

注：体穴肩前为经外奇穴，位于上肢肩部，正坐垂臂，当腋前皱襞顶端与肩髃穴连线的中点。腕踝针上5：位于腕背面的中央，即"外关穴"的部位。

腰痛

①体穴：阿是穴、腕踝针下6、腰痛点、腰阳关、肾俞、阳陵泉、委中。

注：腕踝针下6：外踝最高点上三横指，靠跟腱外缘处。

②耳穴：腰、腰骶椎、神门、交感、垂前、肝、肾。

痛经

①体穴：次髎、血海、三阴交、关元、中极。

②耳穴：内分泌、子宫、卵巢、神门、交感、皮质下。

注：耳穴子宫是参照旧耳穴名称，对照标准耳穴名为内生殖器，位于三角窝前1/3的下部。卵巢：位于对耳屏内侧的前下方，在额穴上方位置。

近视

①体穴：光明、至阴、承泣、攒竹、丝竹空、瞳子髎、肝俞、肾俞、心俞、脾俞、足三里。

②耳穴：眼、目、肝、肾。

眼疲劳、干眼症

①眼周穴位：攒竹、四白、丝竹空、阳白、瞳子髎。

②耳穴：眼、目1、目2。

耳鸣耳聋

①体穴：耳门、听宫、听会、瘈脉、太溪、照海。

②耳穴：肾上腺、内分泌、肝、肾、内耳。

过敏性鼻炎

①体穴：印堂、迎香、合谷、肺俞、风门。

②耳穴：肺、内鼻、外鼻、神门。

慢性咽炎

①体穴：廉泉、照海、血海、太溪、扶突。

②耳穴：咽喉、肾上腺、肺、扁桃体。

面神经麻痹

①体穴：翳风、下关、阳白、颊车、迎香、口禾髎、地仓、丝竹空、睛明、承泣。

②耳穴：肝、脾、肾、面颊、眼、口。

面肌痉挛

①体穴：合谷（对侧）、下关、瞳子髎、地仓、四白、迎香。

②耳穴：面颊、口、眼、肝、胆、神门。

腺样体肿大

①体穴：迎香、下关、印堂、外关。

②耳穴：内分泌、神门、内鼻。

哮喘

①体穴：肺俞、定喘、膻中、肾俞、脾俞。

②耳穴：肺、肾、交感、气管。

抑郁

①体穴：太冲、合谷、肝俞、心俞、神门。

②耳穴：神门、肝、心、皮质下、内分泌。

失眠

①体穴：心俞、脾俞、三阴交、神门、内关。

②耳穴：神门、皮质下、心、内分泌、肝。

晕动病

①体穴：内关、翳风。

②耳穴：内耳、交感、胃、内分泌、脾、额、枕、神门。

戒烟综合征

①体穴：神门、内关、戒烟穴。

②耳穴：神门、肺、内分泌、皮质下。

注：体穴戒烟穴属于经外奇穴，位于列缺与阳溪之间，即桡骨茎突上方最高处。

胃脘胀痛

①体穴：中脘、内关、建里、足三里、天枢。

②耳穴：脾、胃、肝、胆。

呃逆

①体穴：膈俞、内关、攒竹、膻中、天突。

②耳穴：膈、胃、交感、神门。

注：耳穴膈是参照旧耳穴名称，对照标准耳穴名为耳中，位于耳轮脚处。

肥胖症

①体穴：天枢、大横、气海、关元、脾俞、胃俞。

②耳穴：内分泌、脾、胃、三焦、神门、大肠、饥点。

注：耳穴饥点是参照旧耳穴名称，对照标准耳穴名为下屏，位于耳屏外侧面下 1/2 处。

高血压

①体穴：膈俞、肝俞、胆俞、三阴交、曲池、外关、太冲、太溪。

②耳穴：双侧降压点、脑点、心、肝、胆、肾。

注：耳穴降压点是参照旧耳穴名称，对照标准耳穴名分别为角窝上，分别位于三角窝 1/3 的上部。脑点是参照旧耳穴名称，对照标准耳穴名为缘中，位于对耳屏游离缘上，对屏尖与轮屏切迹之中点处。

腹膜淋巴炎

①体穴：天枢、大横、阳池、上巨虚、足三里、中脘。

②耳穴：内分泌、神门、垂前、三焦。

便秘

①体穴：天枢、肺俞、大肠俞、支沟、上巨虚。

②耳穴：直肠、大肠、肺。

泄泻

①体穴：天枢、曲池、足三里、上巨虚。

②耳穴：脾、胃、大肠、小肠、内分泌、神门。

皱纹

①体穴：膈俞、脾俞、肝俞、血海、三阴交。额纹、眉间纹：阳白、攒竹、印堂；鱼尾纹：太阳、瞳子髎；鼻唇沟纹、颊部皱纹、唇部皱纹：颧髎、迎香、地仓、口禾髎。

注：取主穴配相应部位穴位。

②耳穴：肺、心、面颊。

黄褐斑

①体穴：肺俞、膈俞、血海、足三里、三阴交、局部穴位。

②耳穴：内分泌、皮质下、肝、肾、交感、内生殖器、大肠、肺。

黑眼圈

①体穴：攒竹、太阳、承泣、睛明、合谷。

②耳穴：脾、肾、眼、肾上腺、皮质下、内分泌。

雀斑

①体穴：太阳、颧髎、四白、太溪、三阴交、足三里、曲池、太冲。

②耳穴：肝、心、皮质下、肺、肾上腺、面颊。

痤疮

①体穴：大椎、肺俞、胃俞、膈俞、下关、颊车、曲池、合谷。

②耳穴：内分泌、交感、皮质下、肺、肾上腺、脾、胃、面颊、肝。

尿失禁

①体穴：气海、关元、水道、中极、膀胱俞。

②耳穴：肾、膀胱、皮质下、肝、内生殖器。

尿潴留

①体穴：肾俞、膀胱俞、关元、中极、水道、归来。

②耳穴：肾、膀胱、内生殖器、肝。

遗尿

①体穴：关元、肾俞、三阴交、太溪、中极、膀胱俞。

②耳穴：膀胱、肾、脾、皮质下、交感。

附录二 参考文献

［1］陈佳娟，李剑勇，杨亚军，等．穴位注射的研究进展［J］．湖北农业科学，2009，48（12）：3180-3184.

［2］沈雪勇，王彩虹，张一和，等．胃炎患者穴位伏安曲线的定性定量分析［J］．上海针灸杂志，1998，17（4）：3-5.

［3］张海蒙，沈雪勇，王彩虹．公孙、足三里等穴伏安特性的研究［J］．上海针灸杂志，1999，18（1）：1-3.

［4］黄碧玉，傅晓晴．巳时脾经五输穴皮肤电阻的初步研究［J］．福建中医学院学报，1995，5（02）：19.

［5］魏建子，沈雪勇，周钰，等．穴位伏安特性的昼夜变化［J］．辽宁中医杂志，2002，29（08）：493.

［6］王彩虹，沈雪勇，张海蒙，等．胃下垂患者穴位伏安曲线的定性定量分析［J］．中国针灸，2000，20（7）：413-415.

［7］梅洁．皮内针对运动时疼痛患者的即刻效果［J］．国外医学（中医中药分册），2001（01）：60.

［8］李文明，马洪进，刘钰．耳穴揿针治疗外感风热咽痛78例临床疗效观察［J］．中国社区医师，2019，35（11）：87-88.

［9］高寅秋，李辛洁，贾擎，等．皮内针疗法在疼痛治疗中的应用［J］．北京中医药，2017，36（04）：373-375.

［10］潘丽佳，陈燕荔，周丹，等．皮内针疗法及其应用［J］．河南中医，2015，35（04）：888-890.

［11］梁方琪，王连凤，田理．揿针联合嗓音训练治疗喉良性增生性病变随机对照试验［J/OL］．中国中西医结合杂志：1-6［2020-04-07］. http：//kns. cnki. net/kcms/detail/11. 2787. R. 20200108. 1321. 002. html.

［12］王元元，刘晓鹰．刘晓鹰教授"扶中"外治法治疗儿科疾病临床经验浅析［J］．中国针灸，2020，40（01）：75-78．

［13］段庆燕．揿针在临床上的应用［J］．中医临床研究，2019，11（30）：143-144．

［14］刘云翔，梁顺康．耳针治疗麦粒肿［J］．四川中医，1988（07）：51．

［15］李伟，李秀梅．耳针治疗麦粒肿50例［J］．中国民间疗法，2006，14（01）：19-20．

［16］薛祯奇，张堵隆．耳针治疗麦粒肿62例临床观察［J］．新疆中医药，1994（03）：23-24．

［17］孙宏昌，李策．耳针治疗麦粒肿78例临床体会［J］．中医药学报，1999（05）：48．

［18］王斌，刘巧云．揿针联合康复训练治疗肩袖损伤术后功能障碍效果观察［J］．交通医学，2019，33（06）：579-580+583．

［19］黄彩梅，胡国华，何虹，等．揿针穴位按压联合硬膜外麻醉对分娩痛的影响［J］．上海针灸杂志，2019，38（12）：1346-1349．

［20］郭茜茜，门华琳，李鹏阳，等．揿针在便秘患者结肠镜检查肠道准备中的效果观察［J］．护士进修杂志，2019，34（24）：2270-2273．

［21］沈丽芬．揿针联合腹部按摩治疗慢性阻塞性肺疾病伴发便秘临床研究［J］．新中医，2019，51（12）：231-234．

［22］陈莎莎，罗雅丽，刘双，等．揿针在脊髓损伤后神经源性膀胱尿失禁中的运用［J］．世界最新医学信息文摘，2019，19（96）：18-19．

［23］金悠悠，周学平，杨菊，等．中医三联法治疗肾虚督寒型大偻22例［J］．中国中医骨伤科杂志，2019，27（01）：76-78+81．

［24］叶智超．揿针结合推拿治疗中老年原发性失眠的临床疗效分析［J］．按摩与康复医学，2019，10（02）：17-18．

［25］李劲松，漆丽，王元利，等．运动治疗配合揿针埋针治疗肩周炎的效果观察［J］．世界最新医学信息文摘，2018，18（102）：215-216．

［26］向清华，杨海江，张瑶瑶．远端取穴埋针对预防子宫肌瘤腹腔镜术后腹胀的效果［J］．上海护理，2018，18（12）：64-67．

［27］刘而君，王佳怡，易展．揿针痛点联合持续被动运动治疗肩关

节周围炎的临床研究［J］. 上海针灸杂志，2018，37（12）：1424-1427.

［28］王琼. 神阙穴外敷大黄配合皮内针对胸腰椎骨折患者便秘的临床护理效果分析［J］. 实用临床护理学电子杂志，2018，3（48）：125.

［29］张浩，袁秀丽，靳若旭，等. 澄江学派传人陈治平先生针灸学术特色［J］. 针灸临床杂志，2018，34（12）：65-68.

［30］豆小妮，郑玉琴，王同福，等. 揿针围刺治疗带状疱疹的效果［J］. 中国当代医药，2018，25（36）：123-126.

［31］吕海波，甘收云. 电针配合揿针贴压耳穴治疗贝尔麻痹临床研究［J］. 针灸临床杂志，2019，35（01）：19-22.

［32］朱璇璇，段培蓓，吴常征. 揿针围刺辅助治疗肝经郁热型蛇串疮疗效观察［J］. 中国针灸，2019，39（02）：149-153.

［33］张素亮. 皮内针辅助体针治疗带状疱疹疼痛326例［J］. 中国冶金工业医学杂志，2019，36（01）58.

［34］赵岚，李娟，林静. 揿针埋针治疗改善结直肠癌病人化疗后恶心呕吐症状的效果观察［J］. 全科护理，2019，17（02）：206-208.

［35］王伟. 揿针配合雷火灸对混合痔患者术后创面疼痛、水肿的影响［J］. 内蒙古中医药，2018，37（12）：69-70.

［36］陈瑞丹，兰颖，刘涛，等. 揿针联合缩泉胶囊治疗原发性小儿遗尿症（下元虚冷、肺脾气虚）随机平行对照研究［J］. 实用中医内科杂志，2018，32（11）：61-64.

［37］杨金禄，朱齐檠. 中医非药物疗法治疗失眠概况［J］. 实用中医内科杂志，2018，32（11）：71-74.

［38］郝燕，张梁，黄康柏，等. 揿针治疗痤疮的理论基础探讨［J］. 广西中医药大学学报，2018，21（04）：53-55.

［39］王明选，李丹丹，李平，等. "中药-揿针-呼吸功法训练"三联疗法治疗慢性阻塞性肺疾病急性加重期的临床观察［J］. 成都中医药大学学报，2018，41（04）：60-64.

［40］金圣博. 揿针"督痛穴"治疗气滞血瘀型心绞痛［J］. 长春中医药大学学报，2019，35（01）：64-66.

［41］赵娜. 揿针疗法在五官科中的研究进展概述［J］. 发明与创新（大科技），2018（09）：43-44.

[42] 钱丽君, 周桂贞, 朱苏宁, 盛丽兰, 沈小芬, 陈旭虹. 揿针对翼状胬肉切除术后患者疼痛及泪膜稳定性的影响 [J]. 中国针灸, 2019, 39 (03): 267-270.

[43] 马燕辉, 毕海洋, 马琳, 等. 针刺配合揿针治疗卒中后轻中度抑郁的疗效观察 [J]. 上海针灸杂志, 2019, 38 (02): 174-177.

[44] 宦红霞. 内关与中脘穴揿针对减轻小儿静滴红霉素引起的胃肠道反应的疗效观察 [J]. 世界最新医学信息文摘, 2019, 19 (12): 178+183.

[45] 张晓梅, 李浩, 陈昊. 针刺联合揿针对轻度原发性高血压患者血压的影响 [J]. 上海针灸杂志, 2019, 38 (02): 156-159.

[46] 左桂秋, 范旭升, 范宝库. 应用揿针疗法缓解产后宫缩痛的疗效分析 [J]. 世界最新医学信息文摘, 2019, 19 (08): 7-8.

[47] 王伟群, 吴俊哲, 曹振文, 等. 中西医康复疗法结合揿针留针候气对胸腰椎骨折合并脊髓损伤术后功能恢复作用的临床研究 [J]. 广州中医药大学学报, 2019, 36 (03): 360-363.

[48] 何中美, 李玲珑, 张锋, 等. 揿针治疗耳鸣临床观察 [J]. 实用中医药杂志, 2019, 35 (03): 349-350.

[49] 唐亚, 林思睿, 吴巧凤, 等. 皮内针的优势病种及运用前景分析 [J]. 医学信息, 2019, 32 (06): 32-34.

[50] 石磊, 曲中源, 张琦, 等. 基于络病理论揿针治疗儿童过敏性鼻炎的临床研究 [J]. 中国中西医结合儿科学, 2019, 11 (01): 66-69.

[51] 李丹, 张黎, 殷宏玉, 等. 揿针在眼科疾病中的临床运用现状及前景 [J]. 亚太传统医药, 2019, 15 (02): 187-189.

[52] 赵政, 色佳鸿, 石光, 等. 揿针与药物预防性治疗慢性偏头痛效应差异的观察 (英文) [J]. World Journal of Acupuncture-Moxibustion, 2018, 28 (04): 242-245+310.

[53] 管垒, 田向东, 朱光宇, 等. 关节镜联合揿针对膝骨性关节炎患者血清及关节液部分炎性因子的影响 [J]. 贵州医科大学学报, 2019, 44 (02): 239-242+248.

[54] 黄娟, 张驰, 王剑雄, 等. 皮内针 (揿针) 对非特异性颈痛患者疼痛和运动功能的影响: 随机对照研究 [J]. 中国康复理论与实践, 2019, 25 (04): 465-471.

［55］柏林，杨洋，吕姝婷．揿针疗法的临床应用［J］．中国实用医药，2019，14（10）：192-193.

［56］陈关征，孙婵娟，魏俊洁，等．皮内针穴位埋针治疗非急性感染期小儿反复呼吸道感染临床观察［J］．河南中医，2019，39（05）：783-785.

［57］雷小林．揿针对疤痕子宫剖宫产术后产妇宫缩痛的镇痛效果观察［J］．实用临床护理学电子杂志，2019，4（09）：81-82.

［58］徐兆山，杨森林，卢秀玲，等．揿针与浅刺法理论及治疗脾胃系疾病概况［J］．实用中医内科杂志，2019，33（02）：75-77.

［59］蔡鹄，龚黎燕，张波，等．穴位揿针联合西药防治小细胞肺癌EP方案化疗相关性恶心呕吐临床观察［J］．上海针灸杂志，2019，38（04）：355-358.

［60］肖鹏云，辛大永，秦鸿．皮内针治疗肺脾肾虚、痰瘀内阻型慢性阻塞性肺疾病稳定期患者的临床疗效［J］．针灸临床杂志，2019，35（04）：29-32.

［61］谢蔚．揿针联合温针治疗寒湿凝滞型原发性痛经40例［J］．浙江中医杂志，2019，54（05）：347.

［62］李佳姝，徐书英，张金花，等．揿针埋针疗法在骨科卧床便秘患者中的应用效果观察［J］．中外女性健康研究，2019（07）：3-4+33.

［63］钟亚灵，荣晓凤．皮内针辅治类风湿性关节炎临床观察［J］．实用中医药杂志，2019，35（05）：543-545.

［64］赖良彬，李观庆，林兆辉，等．揿针埋针治疗青春期原发性痛经临床研究［J］．实用中医药杂志，2019，35（05）：591-592.

［65］林娟，柴维汉，陆红，等．耳穴埋针联合脑电治疗失眠的临床观察［J］．中医临床研究，2019，11（05）：80-82.

［66］唐江岳，向桃，杜辕滨，等．基于"脑-肠-菌轴"的"针-膏-摩"疗法治疗脑卒中后便秘的临床研究［J］．中医药学报，2019，47（02）：108-111.

［67］徐纬，孙丹，叶文雄，等．揿针留针疗法联合康复干预治疗中早期膝骨关节炎［J］．中国针灸，2019，39（05）：609-612.

［68］张莹，王俊宏．揿针联合四磨汤治疗儿童气机郁滞型便秘的疗效观察［J］．临床医药文献电子杂志，2019，6（32）：171-172.

［69］许金钗，刘建阳．揿针联合药物治疗5-羟色胺受体拮抗剂所致便秘的疗效观察［J］．上海针灸杂志，2019，38（05）：501-504.

［70］刘琼，徐小燕，周春亭，等．揿针结合穴位贴敷辅助治疗尿毒症透析患者失眠效果观察［J］．中国乡村医药，2019，26（09）：24-25.

［71］郑燕，谢薄，刁海花，等．揿针埋针联合导赤散治疗肝火上炎型突发性耳聋伴睡眠障碍的效果观察［J］．中西医结合护理（中英文），2019，5（04）：50-53.

［72］郭倩．改良皮内针操作流程辅以个性化宣教对患者依从性的影响［J］．中国中医药现代远程教育，2019，17（12）：108-110.

［73］戚思，李宁．揿针的历史沿革及作用机制［J］．中医临床研究，2019，11（11）：34-36.

［74］孙云，段艳霞，白小龙，等．揿针埋针缓解结直肠癌术后化疗患者恶心呕吐的效果观察［J］．中西医结合护理（中英文），2019，5（04）：41-43.

［75］彭果然．揿针治疗心血管神经症32例临床观察［J］．中国民间疗法，2019，27（12）：22-23.

［76］赵素珍．耳穴加足三里揿针对腹腔镜下宫颈癌根治术患者胃肠道的影响［J］．中国当代医药，2019，26（15）：206-209.

［77］刘京丽，张静，孙阿茹，等．近10年皮内针疗法治疗失眠临床研究概况［J］．中国中医药现代远程教育，2019，17（12）：126-129.

［78］杨欣，周微，李一凡，等．皮内针干预血液透析患者失眠症状临床疗效观察［J］．临床军医杂志，2019，47（06）：614-615.

［79］侯春艳，谭娟，张文江，等．基于子午流注理论运用揿针疗法治疗失眠心脾两虚证患者的临床观察［J］．现代中医临床，2019，26（03）：23-28.

［80］杨欢．揿针治疗缺血性脑卒中后失语症40例的临床观察［J］．世界最新医学信息文摘，2019，19（43）：161+164.

［81］朱俐．推拿结合揿针治疗大学生失眠100例［J］．世界最新医学信息文摘，2019，19（46）：258+261.

［82］谢巧玲．揿针配合穴位注射对小儿臂丛神经损伤康复的影响［J］．山西中医，2019，35（06）：27-28.

［83］倪佳佳，陈巧莉，舒卫群，等．揿针贴压耳穴配合中药熏蒸治疗面瘫临床研究［J］．新中医，2019，51（06）：285-287.

［84］邹燕，刘建阳．揿针疗法干预阿片类药物所致顽固性便秘疗效观察［J］．上海针灸杂志，2019，38（06）：638-641.

［85］赵鑫，吴丽，陆晔．揿针配合中药灌肠治疗单纯性肠梗阻疗效观察［J］．上海针灸杂志，2019，38（06）：642-645.

［86］朱璇璇，吴常征．揿针围贴对带状疱疹患者急性疼痛与焦虑的影响［J］．上海护理，2019，19（06）：47-49.

［87］汤煜媛，卢昉，魏爱生．针刺对胰岛 β 细胞的影响相关机制研究进展［J］．针灸临床杂志，2019，35（07）：88-92.

［88］朱璇璇．揿针围刺治疗急性期带状疱疹患者的疗效观察及护理［J］．中国临床护理，2019，11（04）：350-353.

［89］李杨，黄甜甜，王兵，等．揿针配合五运六气治疗痰湿壅盛型高血压病的临床研究［J］．中西医结合心脑血管病杂志，2019，17（13）：1926-1929.

［90］黄子亮，岳红梅，罗湘艳．桂枝加葛根汤加减联合皮内针治疗面神经炎疗效观察［J］．辽宁中医药大学学报，2019，21（08）：184-187.

［91］白君霞．皮内针治疗青壮年习惯性便秘 56 例探究［J］．名医，2019（07）：82.

［92］刘新宇．揿针对膝关节 ACL 重建术后的即时镇痛效果观察［J］．世界最新医学信息文摘，2019，19（52）：18+20.

［93］刘春亮，彭生，刘佩蓉，等．揿针配合雷莫司琼预防妇科腹腔镜术后恶心呕吐的临床研究［J］．上海针灸杂志，2019，38（07）：776-778.

［94］张旭岗．皮内针联合西药治疗肿瘤化疗后恶心呕吐效果［J］．中国卫生标准管理，2019，10（12）：89-91.

［95］郝燕，张梁，强肖文，等．揿针结合刺络放血治疗痰瘀凝结型难治性痤疮临床观察［J］．广西中医药，2019，42（03）：37-39.

［96］刘婷婷，赵彦，宋素英．赵彦运用二仙汤加味联合揿针治疗围绝经期综合征经验［J］．湖南中医杂志，2019，35（07）：35-36.

［97］梁芳妮，马燕辉，刘红玉，等．揿针主要临床应用研究进展［J］．中医药导报，2019，25（11）：122-124.

［98］姜学霞．揿针联合毫针治疗周围性面瘫急性期的临床观察［J］．中国民间疗法，2019，27（14）：15-16.

［99］周敏．基于认知行为疗法的揿针疗法对视频终端综合征的疗效观察［J］．中国中医眼科杂志，2019，29（04）：276-280.

［100］倪新玲，曾科学，吴淮，等．皮内针联合柠檬外皮气味吸入防治膝关节置换术后镇痛泵所致恶心呕吐护理体会［J］．中国现代药物应用，2019，13（15）：168-170.

［101］任富贞，苏秀贞，杜科伟，等．揿针埋针结合靳三针治疗痉挛型脑瘫的临床研究［J］．中医药导报，2019，25（13）：88-90.

［102］王彧，王晖，庞怡．揿针治疗慢性阻塞性肺疾病缓解期的临床研究［J］．世界最新医学信息文摘，2019，19（64）：47-49.

［103］陈仁凤，雷贵富，张新亚，等．皮内针、捏脊疗法联合康复训练治疗小儿脑瘫的临床观察［J］．中国中医药科技，2019，26（05）：722-724.

［104］李丰艳，颜琬华，宫振翠，等．揿针配合黄芪当归碗脐灸预防膝关节置换术后便秘的效果观察［J］．中西医结合护理（中英文），2019，5（07）：51-53.

［105］毛立伟，季鹏，余萍，等．运动训练结合揿针治疗对中老年冠心病患者 PCI 术后运动能力、心肺功能及生存质量的影响［J］．中国康复医学杂志，2019，34（08）：920-925.

［106］李劲松，王元利，漆丽，等．基于培土生金理论的"针-药-功"法配合心肺康复技术治疗稳定性慢性阻塞性肺疾病临床观察［J］．四川中医，2019，37（09）：73-77.

［107］廖凌丽．皮内针联合艾灸疗法对肿瘤化疗患者睡眠质量的影响［J］．临床医药文献电子杂志，2019，6（65）：29+32.

［108］常名空，高丽娜．揿针联合督脉灸治疗糖尿病神经源性膀胱［J］．名医，2019（08）：142.

［109］李凤婷，卢艳文．揿针联合普通针刺治疗缺血性脑卒中患者肢体功能障碍疗效观察［J］．世界最新医学信息文摘，2019，19（71）：178-182.

［110］郎俊凤，王龙龙．揿针联合涤痰汤加减治疗多发性抽动障碍脾虚痰聚证 47 例疗效观察［J］．云南中医中药杂志，2019，40（08）：59-61.

［111］陈致宏，朱笑举．针刺配合揿针治疗周围性面神经麻痹的疗效

观察［J］．云南中医中药杂志，2019，40（08）：63-64.

［112］朱璇璇，段培蓓，吴常征．揿针围刺联合常规西药对带状疱疹急性期疼痛及睡眠质量的影响［J］．中国中医药信息杂志，2019，26（10）：11-15.

［113］刘继红，钟秀芳，吴嫣，等．针药结合对行体外受精-胚胎移植的多囊卵巢综合征患者子宫内膜容受性的影响［J］．河南中医，2019，39（09）：1429-1432.

［114］茅柳燕，庄姬．揿针联合电子灸治疗慢性肾脏病腰酸临床研究［J］．新中医，2019，51（09）：222-225.

［115］许金钗，刘建阳，杜莉，等．揿针疗法对肝火亢盛型高血压患者收缩压及症候的影响［J］．上海针灸杂志，2019，38（09）：983-986.

［116］曹俊杰，杜炯．皮内针疗法临床应用概述［J］．广州中医药大学学报，2019，36（10）：1670-1675.

［117］刘红佶，张秀清，汪伟，等．揿针治疗青光眼小梁切除术后干眼症的随机对照临床研究［J］．中华中医药杂志，2019，34（09）：4437-4440.

［118］任光第．揿针联合双百颗粒治疗儿童过敏性鼻炎对缓解其鼻塞症状的临床研究［J］．中国现代药物应用，2019，13（21）：212-213.

［119］周瑶，卢爱琴，雷小林，等．揿针治疗剖宫产术后疼痛的疗效分析［J］．基层医学论坛，2019，23（33）：4849-4850.

［120］吴旦，俞霞，葛国芬，等．揿针联合核心肌力训练对腰椎间盘突出症急性期的疗效及生活质量的影响［J］．中国现代医生，2019，57（25）：135-138.

［121］朱瑜琪，王秀红，宁德花．揿针疗法在骨科常见慢性疼痛性疾病治疗中的应用［J］．医学信息，2019，32（20）：153-155.

［122］赵琰，仕军伟，郑昊．揿针埋针配合护理治疗中风后呃逆随机对照试验［J］．中国中医药现代远程教育，2019，17（18）：97-99.

［123］潘美开，关楚华，莫晓程，等．皮内针联合穴位贴敷对终止妊娠妇女药物流产所致恶心呕吐及负性情绪的影响［J］．中西医结合护理（中英文），2019，5（08）：56-59.

［124］刘琦，林佳平，郭婷，等．老年性皮肤瘙痒症案［J］．中国民间疗法，2019，27（20）：97-98.

［125］霍根红．揿针联合西药治疗慢性充血性心力衰竭30例［J］.中医研究，2019，32（10）：52-55.

［126］王春辉．孟鲁司特钠联合皮内针穴位埋置治疗儿童慢性咳嗽效果观察［J］.中国医学前沿杂志（电子版），2019，11（10）：79-81.

［127］胡倩．揿针联合耳穴贴压治疗腹部术后呃逆临床研究［J］.新中医，2019，51（10）：259-261.

［128］张祝强，左韬，赵磊，等．揿针联合滴眼液治疗视频显示终端视疲劳疗效观察［J］.上海针灸杂志，2019，38（10）：1140-1143.

［129］岳延荣，李桂凤．揿针联合体外冲击波治疗颈肩肌筋膜疼痛综合征疗效观察［J］.辽宁中医杂志，2019，46（11）：2416-2418.

［130］黄卓燕，张勉，杨培培，等．"雾化-揿针-穴位注射"三联疗法治疗禀质特异型喉咳临床观察［J］.山东中医杂志，2019，38（12）：1131-1136.

［131］王恩模，吴佳俊，邱若娇，等．近五年干眼症的中医外治法研究概况［J］.世界最新医学信息文摘，2019，19（93）：105-106.

［132］邵慧迪，李威，王绍洁．王绍洁教授治疗小儿遗尿经验介绍［J］.光明中医，2019，34（22）：3406-3408.

［133］徐红健．揿针联合穴位贴敷治疗脑卒中患者便秘的效果探究［J］.心理月刊，2019，14（21）：29-30.

［134］马洋洋，刘沛新，杨中，等．揿针治疗阿片类药物相关性便秘的临床效果［J］.临床医学研究与实践，2019，4（33）：126-127.

［135］梁安琦，韩雅欣，张善禹，等．皮内针治疗肝源性呃逆的疗效观察［J］.中医药导报，2019，25（19）：104-105+120.

［136］陈改平，杨郁文，倪斐琳，等．揿针预防脑卒中患者肠内营养相关性腹泻的护理效果评价［J］.护理与康复，2019，18（11）：74-77.

［137］邱犀子，蔡靓羽，张建楠，等．揿针埋针配合股神经阻滞对全膝关节置换术后康复的影响［J］.上海针灸杂志，2019，38（11）：1270-1273.

［138］Landers Amanda, Holyoake Julia. Lymphoedema in advanced cancer: does subcutaneous needle drainage improve quality of life［J］. BMJ Supportive-&Palliative Care, 2019.

［139］LvJian-Qin, Wang Chengwei, YangYi, et al. Intradermal thumbtack needle buried Neiguan （PC 6） point for prevention of postoperative nausea and vomiting in patients undergoing craniotomy： study protocol for a randomized controlled trial ［J］. BMJ Open, 2019, 9 （11）.

［140］侯乐．揿针治疗脾胃虚弱型妊娠恶阻的临床观察［D］．黑龙江中医药大学，2019.

［141］姜凤丽．针药联合治疗围绝经期失眠（心肾不交型）的临床观察［D］．黑龙江中医药大学，2019.

［142］王作山．揿针刺四花穴为主治疗心脾两虚型不寐的临床疗效观察［D］．黑龙江中医药大学，2019.

［143］刘婷婷．归肾丸加减方联合揿针治疗围绝经期综合征肾阴虚型的临床观察［D］．华北理工大学，2019.

［144］张斌．揿针与扶他林乳胶剂治疗膝骨关节炎疼痛的临床疗效观察［D］．中国中医科学院，2019.

［145］杨凯莉．揿针联合中药治疗视疲劳寒热错杂证的临床观察［D］．山东中医药大学，2018.

［146］刘美雁．中药内服外敷配合揿针治疗黄褐斑临床疗效研究［D］．山东中医药大学，2017.

［147］华诚峰．揿针疗法对神经根型颈椎病疼痛改善的研究［D］．广州中医药大学，2018.

［148］王惠兰．揿针治疗原发性痛经（寒凝血瘀型）临床观察［D］．长春中医药大学，2019.

［149］闫如玉．基于 RSSCAN 系统分析揿针治疗中风后偏瘫步态的作用［D］．北京中医药大学，2019.

［150］安荣荣．揿针治疗过敏性鼻炎的临床疗效观察［D］．北京中医药大学，2019.

［151］张媛．揿针治疗肝郁气滞型乳腺增生病的临床研究［D］．北京中医药大学，2019.

［152］史慧娇．揿针配合针刺治疗躯干部带状疱疹后神经痛的疗效观察［D］．南京中医药大学，2019.

［153］朱璇璇．揿针围刺对带状疱疹急性期疼痛的疗效观察［D］．南京中医药大学，2019.

［154］王亚雯.耳穴埋针治疗美容鼻整形围术期焦虑的临床研究［D］.南京中医药大学，2019.

［155］赵鑫.耳穴揿针治疗急性胆囊炎、胆结石所致胆绞痛疗效观察［D］.南京中医药大学，2019.

［156］Ye Huanqing, Chen Juexuan, Xu Guangzhen, et al. Standardized Auricular Therapy for Patients with Different Constitutions and Suboptimal Health：A Retrospective Study［J］. Medical Acupuncture, 2019, 31（02）：98.

［157］常名空，高丽娜.揿针联合复方丹参滴丸治疗糖尿病周围神经病变疗效观察［J］.中国民间疗法，2017，25（12）：56-58.

［158］孔妍，关睿骞，刘双岭，等.揿针结合光子治疗仪治疗带状疱疹后遗神经痛的临床观察［J］.黑龙江中医药，2017，46（04）：55-57.

［159］许周洁，周立，贾德蓉.皮内针治疗头面部疾病的临床与作用机制研究进展［J］.湖南中医杂志，2017，33（12）：169-171.

［160］陈鹏，张圆，程海英.程海英针治咳嗽的思辨［J］.世界中医药，2017，12（12）：3034-3037.

［161］程耀南，黄冯，徐勇.皮内针从心胆论治对颞下颌关节功能紊乱综合征的临床研究［J］.深圳中西医结合杂志，2017，27（20）：48-50.

［162］刘娜，张子丽.耳穴揿针联合西药治疗脑卒中后失眠临床观察［J］.浙江中医药大学学报，2017，41（11）：907-910.

［163］李军，范肃，王成远，等.针灸配合耳穴揿针治疗失眠的临床观察［J］.中国中医基础医学杂志，2017，23（12）：1748-1749.

［164］闫如玉，邹忆怀，张勇，等.皮内针应用于中风病康复的作用机制浅析［J］.中西医结合心脑血管病杂志，2017，15（24）：3140-3142.

［165］钟伶莉，钟仕江，冯婷.针刺治疗功能性便秘选穴原则概述［J］.亚太传统医药，2018，14（01）：85-86.

［166］吕震，袁玉蓉.针刺治疗腰椎间盘突出症的临床应用现状［J］.内蒙古中医药，2017，36（20）：113-114.

［167］陈晞.揿针联合黄连阿胶汤治疗肾虚肝郁型围绝经期失眠症临床观察［J］.新中医，2018，50（01）：115-118.

［168］陈思宇，李艳霞，查天柱.皮内针结合手法训练治疗脑性瘫痪临床研究［J］.陕西中医，2018，39（01）：125-127.

［169］于文晓，刘绍明，孙宁，等．揿针配合枸橼酸西地那非治疗勃起功能障碍疗效观察［J］．针灸临床杂志，2018，34（01）：27-30.

［170］洪瑞真，郑晓莹，苏少云．推拿加耳穴揿针治疗婴幼儿便秘36例［J］．中国民间疗法，2018，26（01）：38.

［171］曹越，陈成，周文娟，等．揿针联合美洛昔康治疗膝关节骨性关节炎35例临床观察［J］．湖南中医杂志，2018，34（01）：82-84.

［172］张瑜，彭生，刘佩蓉，等．揿针足三里、内关穴皮内埋置预防腹部手术术后恶心呕吐的临床研究［J］．外科研究与新技术，2017，6（04）：268-270.

［173］梁爽，何博．电针配合新型揿针埋针治疗贝尔面瘫40例的临床观察［J］．世界最新医学信息文摘，2018，18（06）：173+177.

［174］王磊，徐寅平．揿针配合中药为主治疗肝郁脾虚型卒中后失眠疗效观察［J］．上海针灸杂志，2018，37（01）：6-10.

［175］黄诗蔚．揿针配合穴位按压为主治疗妊娠剧吐疗效观察［J］．上海针灸杂志，2018，37（01）：51-55.

［176］岳延荣．揿针结合超激光治疗变应性鼻炎的临床观察［J］．中国民间疗法，2018，26（03）：38-39.

［177］张小鹏，范聪玲，霍桃桃．揿针配合穴位贴敷预防急性颅脑损伤所致便秘的临床研究［J］．上海针灸杂志，2018，37（03）：266-268.

［178］汪国爱．揿针合七福饮治疗髓海空虚型阿尔茨海默病33例［J］．浙江中医杂志，2018，53（03）：205.

［179］林文，韦光业．朱琏安全留针法治疗颈性眩晕临床研究［J］．实用中医药杂志，2018，34（04）：479-480.

［180］吕海波，甘收云．耳穴揿针贴压配合体针对1级高血压病即时降压效果的研究［J］．湖北中医杂志，2018，40（04）：47-48.

［181］谈慧．揿针配合埋线治疗缺血性脑卒中后手功能障碍的效果［J］．中国医药导报，2018，15（05）：76-79+88.

［182］吕海波，甘收云．揿针耳穴贴压与体针疗法对1级高血压病即时降压疗效的比较［J］．广州中医药大学学报，2018，35（03）：451-454.

［183］何江山，周俊合，符文彬．符文彬教授精灸配合针刺治疗突发性聋一例［J］．山东大学耳鼻喉眼学报，2018，32（02）：107-109.

[184] 廖娟，韩布新，赵楠，等．揿针联合五行音乐改善晚期肿瘤患者肝气郁结型失眠的疗效观察［J］．世界科学技术-中医药现代化，2018，20（02）：219-223．

[185] 王琼，程喜荣．临床护理路径在揿针治疗颈性眩晕中的应用价值［J］．实用临床护理学电子杂志，2018，3（03）：57．

[186] 李春香．揿针针刺治疗心脾两虚型不寐病的随机对照临床疗效研究［J］．中西医结合心血管病电子杂志，2018，6（11）：38-39．

[187] 陈苗．基于皮部理论浅析皮内针疗法之应用［J］．中国民族民间医药，2018，27（08）：6-7．

[188] 王磊，徐寅平．逍遥散加减方联合揿针治疗肝郁脾虚型卒中后失眠的疗效观察［J］．环球中医药，2018，11（04）：596-599．

[189] 郑逢民，郑乐乐．中药内服外敷合揿针埋穴治疗慢性萎缩性胃炎伴癌前病变128例［J］．浙江中医杂志，2018，53（06）：413．

[190] 王鲁，于金栋．揿针疗法临床应用举隅［J］．湖南中医杂志，2018，34（06）：118-119．

[191] 张海英．揿针配合针刺等治疗膝骨关节炎的临床观察［J］．临床医药文献电子杂志，2018，5（30）：59-60．

[192] 郭菊兰，田霞，李晟．揿针疗法应用于原发性青光眼手术患者焦虑的临床护理观察［J］．四川中医，2018，36（06）：219-220．

[193] 吕志颖，丁晓颖，何丽清．揿针改善失眠伴焦虑状态的临床研究［J］．中国社区医师，2018，34（17）：104+106．

[194] 谢芳．皮内针治疗老年性失眠205例临床护理效果［J］．深圳中西医结合杂志，2018，28（06）：188-189．

[195] 朱海亮．足三里穴揿针针刺减轻胃镜检查所致恶心、呕吐效果观察［J］．北京中医药，2018，37（05）：461-462．

[196] 谈慧．揿针配合功能针治疗缺血性脑卒中后手功能障碍30例疗效观察［J］．中国医药科学，2018，8（09）：12-15．

[197] 刘爱霞，黄勇．揿针临床运用举隅［J］．新疆中医药，2018，36（03）：25-26．

[198] 王诗军．皮内针配合针灸治疗30例肋间神经痛［J］．中国医药指南，2018，16（19）：6-7．

［199］杨沫，黄瑞信，石瑜，等．皮内针结合隔姜灸治疗良性前列腺增生的30例［J］．云南中医中药杂志，2018，39（06）：99-100.

［200］刘佳嘉．原俞配穴埋线联合皮内针疗法对原发性失眠症患者疗效的影响［J］．中国社区医师，2018，34（20）：105-106+108.

［201］姚志城．督脉揿针联合盐酸氟桂利嗪治疗颈性眩晕临床疗效观察［J］．上海针灸杂志，2018，37（07）：797-800.

［202］程宏．推拿联合揿针治疗失眠伴焦虑患者的临床疗效观察［J］．按摩与康复医学，2018，9（15）：29-31.

［203］池伟东，庄娟娜，吴俊哲，等．腰三针联合分经辨证取穴配合揿针留针候气治疗腰椎间盘突出症急性期临床研究［J］．浙江中医药大学学报，2018，42（08）：654-658.

［204］李彩莲，段晓荣，田春艳，等．耳穴贴压配合皮内针治疗乳腺增生病疗效观察［J］．上海针灸杂志，2018，37（08）：900-903.

［205］耿家斌，姜红桥，李东郿．体外冲击波联合揿针治疗网球肘临床疗效观察［J］．四川中医，2018，36（08）：196-199.

［206］刘杰，朱玉平．合谷穴与内关穴揿针对减轻小儿静脉滴注阿奇霉素引起的胃肠道反应的效果观察［J］．中国社区医师，2018，34（27）：119-120.

［207］杨欣，周微，蒋娜，等．皮内针干预在血液透析合并便秘患者中临床应用［J］．临床军医杂志，2018，46（08）：959-960+963.

［208］高军，朱明馨．儿童"嗅觉失灵"的中医治疗浅析［J］．双足与保健，2018，27（16）：163-164.

［209］王艳俊，王少展．揿针联合安脑丸治疗失眠的随机对照研究［J］．中西医结合心血管病电子杂志，2018，6（26）：139.

［210］朱晓玲，罗会用，李信明，等．中国穴位埋线疗法系列讲座（84）针灸推拿配合揿针治疗颈源性头痛的临床观察［J］．中国中医药现代远程教育，2018，16（19）：118-120.

［211］何颖华，智建文，贾菲，等．揿针耳穴疗法治疗混合痔外剥内扎术后疼痛的临床效果［J］．中国中医基础医学杂志，2018，24（09）：1280-1282+1308.

［212］戚素梅，刘红玉，马琳，等．揿针联合雷火灸治疗带状疱疹后

遗神经痛［J］.中医药信息，2018，35（05）：93-95.

［213］陈璐，张小卿.揿针耳穴联合经穴治疗心脾两虚型老年失眠症临床疗效观察［J］.辽宁中医药大学学报，2018，20（10）：155-157.

［214］李春燕，余明芳，陈泰屹.针刺配合揿针治疗难治性面瘫1例报告［J］.名医，2018（09）：53.

［215］周伟平.揿针联合毫针刺治疗神经根型颈椎病疗效体会［J］.名医，2018（09）：83.

［216］李潇潇，胡三三，焦杨.针灸结合揿针治疗急性周围性面瘫的临床观察［J］.世界最新医学信息文摘，2018，18（80）：133-134.

［217］谢静霞.普通针刺配合揿针治疗特发性面神经麻痹60例［J］.深圳中西医结合杂志，2018，28（17）：52-53.

［218］周丹.图解皮内针疗法［M］.北京：中国医药科技出版社，2018.

［219］周洪波，李安洪，谭洁，等.李安洪运用耳穴揿针联合中药治疗不寐经验［J］.湖南中医杂志，2018，34（10）：19-20.

［220］陈敏，陈利华，陈兴良，等.揿针治疗原发性痛经的疗效观察［J］.中国计划生育和妇产科，2018，10（09）：85-88.

［221］陈进，陈黎.睡眠护理配合揿针对睡眠障碍患者的影响［J］.当代护士（中旬刊），2018，25（10）：118-119.

［222］黄菲.揿针结合电针及康复疗法治疗卒中后肩手综合征临床研究［J］.针灸临床杂志，2018，34（10）：25-28.

［223］姜岳波，关玲，毕玲玲.宁心安神揿针结合耳穴治疗失眠的疗效分析［J］.针灸临床杂志，2018，34（11）：6-10.

［224］唐倩，廖大忠，李修元.皮内针联合西药治疗肿瘤化疗后恶心呕吐的临床研究［J］.中医药学报，2018，46（05）：54-57.

［225］马新英，马建伟，孙旭，等.揿针治疗军事飞行员颈痛53例的疗效分析［J］.空军医学杂志，2018，34（05）：292-294.

［226］王军，陈晟，王子辰，等.基于经络皮部理论揿针治疗颞颌关节功能紊乱43例（英文）［J］.World Journal of Acupuncture-Moxibustion，2018，28（03）：221-223+236.

［227］弓臣，宋杨.针刀配合揿针治疗腕管综合征临床疗效观察［J］.安徽中医药大学学报，2018，37（05）：27-30.

［228］刘竹林．揿针疗法对亚临床甲状腺功能减退症相关指标的影响［D］．华北理工大学，2018．

［229］蒲玉铃．揿针对过敏性鼻炎模型大鼠血清 IgE、IL-4、IL-2 的影响［D］．成都中医药大学，2018．

［230］赵庚雷．玄麦利咽合剂联合揿针治疗肺肾阴虚型慢喉痹的临床疗效观察［D］．成都中医药大学，2018．

［231］范海梅．近视康口服液联合揿针治疗青少年轻度近视（肝肾不足、脾气亏虚证）的临床观察［D］．成都中医药大学，2018．

［232］陈谊．揿针治疗 VDT 视疲劳的临床观察［D］．成都中医药大学，2017．

［233］安哲焕．膝关节骨性关节炎揿针治疗疗效观察及其结筋病灶点的分布规律［D］．北京中医药大学，2018．

［234］陈芝语．揿针与毫针治疗胃食管反流的临床疗效对比研究［D］．北京中医药大学，2018．

［235］毛立伟．运动训练结合揿针治疗对中老年 CHD 患者 PCI 术后运动能力、心肺功能以及生活质量影响的研究［D］．南京中医药大学，2018．

［236］方翔．揿针治疗视频终端视疲劳的临床观察［D］．成都中医药大学，2017．

［237 张秀清．揿针治疗白内障超声乳化术后干眼的临床观察［D］．成都中医药大学，2017．

［238］钟秉成．独活寄生汤加减结合揿针对寒湿闭阻型膝骨性关节炎的临床观察［D］．南京中医药大学，2018．

［239］Sun Dan，Xu Wei，Chen Na，et al. Clinical Effectiveness of Intradermal Needle-embedding Therapy for Swallowing Function in Stroke Patients with Dysphagia［J］. Zhen ci yan jiu，2018，43（02）：118-122．

［240］Deepak Vasa RMIT Publishing RMIT Training PTY LTD（http//www. informit. com. au）. Need to define optimum route for influenza vaccine injection［J］. Australian Family Physician，2002，31（06）：506．

［241］翟文静，郑玉琴，赵爱民．败毒汤结合揿针治疗春季肝阳上亢型高血压 50 例［J］．中西医结合心脑血管病杂志，2016，14（21）：2576-2577．

［242］周日花，沈莉莉．撤针埋针联合五倍子粉敷脐治疗结核性盗汗疗效观察［J］．浙江中西医结合杂志，2017，27（02）：154-156.

［243］方园，黄平．电脑一体袜机挑撤针工艺的研究［J］．浙江理工大学学报（自然科学版），2017，37（02）：190-196.

［244］伍茂玉，罗培安．针刺舌三针配合撤针治疗吞咽障碍临床研究［J］．亚太传统医药，2017，13（04）：119-120.

［245］李永红，张万龙，汪芗，等．撤针配合针刺治疗失眠临床观察［J］．中医临床研究，2017，9（03）：89-90+92.

［246］丁潇．皮内埋针联合康复训练治疗脑卒中后肩手综合征疗效观察［J］．四川中医，2017，35（01）：192-194.

［247］宋雪，杨大伟，张立源，等．撤针治疗颈椎病颈痛的临床观察［J］．世界中西医结合杂志，2017，12（02）：262-265.

［248］王睿，胡海燕，庄艺．院前急救撤针内关穴对不稳定性心绞痛硝酸甘油用量的影响［J］．云南中医学院学报，2017，40（01）：60-62.

［249］郑世辉．推拿结合皮内针治疗肩周炎34例［J］．内蒙古中医药，2016，35（13）：139.

［250］梁虹，杨丽燕．撤针结合耳穴对原发性失眠近期和远期疗效的临床评价［J］．针灸临床杂志，2017，33（05）：39-41.

［251］马新蓉．合谷穴与内关穴撤针治疗直肠癌术后化疗相关性恶心、呕吐的临床观察［J］．全科护理，2017，15（13）：1599-1600.

［252］梁肖媚．撤针治疗早中期老年膝骨关节炎疗效观察［J］．上海针灸杂志，2017，36（04）：457-459.

［253］龙迪和，潘贵超，时宗庭，等．体针配合耳穴撤针治疗更年期综合征的临床疗效分析［J］．中国社区医师，2017，33（15）：91-92+94.

［254］陈珊，蔡宜生，卢小蓉，等．皮内针治疗失眠90例［J］．实用中医药杂志，2017，33（06）：715-716.

［255］程维芬，何明，鄢路洲．撤针耳穴埋针治疗颈型失眠50例［J］．中医外治杂志，2017，26（03）：30-31.

［256］朱瑜琪，王智耀．撤针疗法治疗骨关节疾病研究进展［J］．中医临床研究，2017，9（07）：141-143.

［257］陈娜．撤针配合超短波治疗颞颌关节紊乱症32例［J］．浙江中

医杂志，2017，52（05）：362.

［258］梁肖媚．耳穴揿针治疗老年原发性失眠临床观察［J］．上海针灸杂志，2017，36（06）：719-722.

［259］王洁，倪金霞，陈悦，等．电针配合皮内针治疗风寒外袭型面瘫临床观察［J］．山东中医药大学学报，2017，41（04）：349-351.

［260］赵书刚．皮内针联合中药灌肠治疗溃疡性直肠炎脾虚湿热证的临床疗效及对 IL-4、IL-23 的影响［J］．河北中医，2017，39（06）：848-850+871.

［261］刘真，陈虹林，蒋飞．综合方法治疗小儿单症状性夜遗症临床观察［J］．实用中医药杂志，2017，33（07）：756-757.

［262］梁云，雷刚，赵颜俐．方便揿针留针候气治疗低中频下降型突聋 60 例临床观察［J］．中国中医急症，2017，26（07）：1298-1300.

［263］毛林焕．近 3 年揿针临床研究进展［J］．内蒙古中医药，2017，36（12）：151-152.

［264］周兴玮，毛启碧，王剑，等．揿针治疗梅核气 40 例疗效观察［J］．湖南中医杂志，2017，33（07）：106-107.

［265］李立红，张海峰，陈晟，等．揿针对改善帕金森病患者便秘症状的作用［J］．医学研究生学报，2017，30（07）：762-766.

［266］毛林焕．揿针联合毫针刺治疗神经根型颈椎病疗效观察［J］．中国医疗器械信息，2017，23（14）：86-87+93.

［267］李英，关玲．揿针治疗小儿抽动-秽语综合征的临床疗效研究［J］．中国民间疗法，2017，25（07）：25-26.

［268］孔月晴．揿针合火罐治疗单纯性肥胖的临床观察［J］．中国中医药现代远程教育，2017，15（17）：118-120.

［269］韩莹，李上封，付竞，等．皮内针疗法治疗青少年近视的临床疗效观察［J］．新疆医科大学学报，2017，40（10）：1306-1308+1312.

［270］梁艳，龚正寿，张勇，等．揿针治疗纤维肌痛综合征临床疗效分析［J］．辽宁中医杂志，2017，44（09）：1901-1903.

［271］王磊，刘福奇．疏肝三两三方联合揿针治疗肝郁血瘀型经行头痛临床观察［J］．新中医，2017，49（09）：119-121.

［272］张莹．揿针临床治疗研究进展［J］．世界最新医学信息文摘，

2017, 17 (61)：31.

[273] 杨扬，戚思，刘梦阅，等．揿针扬刺辅助缓解慢性膝部疼痛疗效观察 [J]．中国针灸，2017，37 (10)：1052-1056.

[274] 赵书刚．皮内针联合中药灌肠治疗溃疡性直肠炎脾虚湿热证的临床疗效及对细胞因子的影响 [J]．中国中西医结合消化杂志，2017，25 (09)：686-689.

[275] 冯铄，肖欣，袁燕．基于"温督强肾"思路的中医特色护理在脊髓损伤神经源性膀胱尿潴留的应用研究 [J]．四川中医，2017，35 (10)：200-203.

[276] 马太平．中西医结合三联疗法治疗腰椎间盘突出的临床观察 [J]．世界最新医学信息文摘，2017，17 (76)：175+177.

[277] 李柱，屈江华，王蕴哲，等．揿针耳穴治疗空军女兵原发性痛经的疗效观察 [J]．空军医学杂志，2017，33 (05)：306-307+342.

[278] 徐纬，孙丹，陈娜，等．皮内针久留针治疗脑卒中咽期吞咽障碍疗效观察 [J]．上海针灸杂志，2017，36 (11)：1281-1285.

[279] 吴佳苹，于海波．针刺任督二脉联合皮内针治疗缺血性脑梗死睡眠-觉醒节律紊乱随机平行对照研究 [J]．实用中医内科杂志，2017，31 (10)：76-78.

[280] 郝蕊．揿针配合中药治疗变应性鼻炎的临床观察 [D]．黑龙江中医药大学，2017.

[281] 吴承翰．揿针治疗心肾不交型失眠的临床研究 [D]．广州中医药大学，2017.

[282] 林树雄．董氏奇穴皮内针治疗寒湿凝滞型原发性痛经的临床观察 [D]．广州中医药大学，2017.

[283] 周洁，张华．揿针治疗老年带状疱疹后神经痛疗效观察 [J]．现代实用医学，2015，27 (11)：1474-1475.

[284] 王罡，蔡玮．皮内针治疗慢性咽炎疗效观察 [J]．上海针灸杂志，2015，34 (11)：1080-1081.

[285] 孙敏，曾旭燕，汪真真，等．内关穴揿针防治胃镜检查所致恶心、呕吐的临床研究 [J]．上海针灸杂志，2015，34 (11)：1114-1115.

[286] 熊广明，熊清秀，吕计宝．针刺十七椎穴结合皮下埋针治疗痛

经临床观察［J］. 山西中医, 2015, 31 (12): 25+29.

［287］冯伟. 长强穴埋揿针治疗小儿遗尿症 24 例［J］. 实用中医药杂志, 2016, 32 (02): 159.

［288］张广政, 罗秀清, 李小兰, 等. 中医外治法治疗失眠的临床研究进展［J］. 中医外治杂志, 2016, 25 (01): 52-53.

［289］高淑芳, 罗昱君. 耳穴埋植揿针干预原发性失眠的临床观察［J］. 中医药导报, 2016, 22 (02): 94-95.

［290］谈慧, 曾科学. 揿针配合普通针刺治疗缺血性脑卒中后手功能障碍 30 例疗效观察［J］. 实用中西医结合临床, 2015, 15 (12): 18-20.

［291］杨惠, 张何骄子, 吴巧凤. 皮内针结合眼针治疗面肌痉挛 1 例［J］. 内蒙古中医药, 2016, 35 (01): 78-79.

［292］徐菁, 张大同. 方便揿针留针候气干预腰肌劳损的疗效观察［J］. 护理与康复, 2016, 15 (04): 382-383.

［293］冯罡, 华金双. 揿针治疗食管癌术后胃排空障碍 23 例 (英文)［J］. World Journal of Acupuncture-Moxibustion, 2016, 26 (01): 57-59+70.

［294］周洁, 王娟. 皮内针加电针配合西药治疗未破裂卵泡黄素化综合征疗效观察［J］. 北京中医药, 2016, 35 (02): 163-165.

［295］周琳悦, 左渝陵, 赵娟, 等. 中药内服配合皮内针治疗复发性口腔溃疡临床观察［J］. 四川中医, 2016, 34 (04): 173-176.

［296］叶文雄, 徐纬. 按肌肉走行按摩面部配合扳机点揿针治疗面神经麻痹 25 例［J］. 浙江中医杂志, 2016, 51 (06): 444.

［297］张逸, 程康, 阳煦, 等. 主动运动训练配合揿针治疗急性腰扭伤的临床观察［J］. 成都中医药大学学报, 2016, 39 (02): 82-85+116.

［298］高辉, 赵晓东, 马国娟, 等. 针刺配合揿针治疗干眼症 (英文)［J］. World Journal of Acupuncture-Moxibustion, 2016, 26 (02): 37-42.

［299］许小红, 钟国飞. 揿针治疗交感神经型颈椎病疗效观察［J］. 上海针灸杂志, 2016, 35 (07): 861-862.

［300］徐纬, 孙丹, 张大同, 等. 揿针互动式埋针配合康复指导治疗膝骨关节炎疗效观察［J］. 上海针灸杂志, 2016, 35 (08): 997-1000.

［301］肖贵容, 汪开洋. 体针结合耳穴埋针治疗神经性耳鸣疗效观察［J］. 实用中医药杂志, 2016, 32 (09): 905-906.

［302］殷茵，刘志诚，徐斌．电针联合揿针治疗胃肠腑热型肥胖并发高脂血症患者疗效分析［J］．辽宁中医杂志，2016，43（08）：1721-1724.

［303］张文奎，孙志．两种不同针刺方法对 2 型糖尿病大鼠胰高血糖素样肽-1 水平影响［J］．辽宁中医药大学学报，2016，18（11）：77-79.

［304］廖鹏飞，车德亚，黄维亮，等．皮内针配合耳穴压丸治疗广泛性焦虑障碍临床观察［J］．山西中医，2016，32（09）：30-31.

［305］吕祺美，何幸峰．足三里穴补法治疗难治性面肌痉挛 25 例［J］．中国中医药科技，2016，23（05）：604-605.

［306］于婧洁，张曼，李海天，等．针灸配合揿针贴压耳穴和蜡疗治疗周围性面神经麻痹 50 例［J］．世界中医药，2016，11（09）：1868-1872.

［307］武静，马晓昀，何琳萍．揿针埋针治疗干眼症临床疗效［J］．长春中医药大学学报，2016，32（05）：1033-1036.

［308］刘海，黄彬洋，刘晓瑞，等．基于脾主肉理论的核心肌群运动揿针法治疗膝骨关节炎 39 例［J］．中医外治杂志，2016，25（05）：40-41.

［309］孙敏，卢俏俐，曾旭燕，等．穴位按压联合揿针预防胃镜致恶心呕吐的临床研究［J］．中国针灸，2016，36（11）：1131-1134.

［310］金在艳，李光熙，边永君，等．皮内针治疗慢性阻塞性肺疾病急性加重期伴焦虑抑郁的疗效观察［J］．中医药导报，2016，22（19）：53-54+63.

［311］Xi-yiDing. Intradermal needle therapy and its application intreating gastric diseases［J］. Journal of Acupuncture and Tuina Science, 2012, 10（02）：120-124.

［312］Qun-xiangWang. Therapeutic observation of needle embedding for constipation after thoracolumbar vertebral fracture［J］. Journal of Acupuncture and Tuina Science, 2016, 14（03）：207-210.

［313］胡晓晴．针刺结合皮内针治疗颈椎病颈痛不同病程的临床研究［D］．广州中医药大学，2016.

［314］孙唯．穴位埋线加耳穴揿针配合西药治疗癌痛的临床研究［D］．广州中医药大学，2016.

［315］张福蓉．揿针联合氯雷他定治疗儿童持续性过敏性鼻炎的临床

研究 [D]. 成都中医药大学, 2016.

［316］刘利. 揿针联合氯雷他定治疗儿童变应性鼻炎（肺脾气虚型）临床疗效观察 [D]. 成都中医药大学, 2016.

［317］周琳悦. 揿针配合加味三仁汤治疗复发性阿弗他溃疡（湿热蕴脾证）的临床疗效观察 [D]. 成都中医药大学, 2016.

［318］赵娟. 揿针辅助中药治疗口腔扁平苔藓（脾虚湿蕴证）的短期临床疗效观察 [D]. 成都中医药大学, 2016.

［319］邓璐. 揿针联合针刺治疗声带小结的临床观察 [D]. 成都中医药大学, 2016.

［320］张馨月. 揿针结合电针对带状疱疹的临床疗效评价 [D]. 成都中医药大学, 2016.

［321］姜晓利. 揿针治疗慢性心力衰竭的临床观察 [D]. 西南医科大学, 2016.

［322］苑娜. 揿针治疗股外侧皮神经炎的临床研究 [D]. 长春中医药大学, 2016.

［323］李海霞. 皮内针调理肝肺法治疗慢性特发性咳嗽的临床研究 [D]. 北京中医药大学, 2016.

［324］徐纬. 揿针互动式埋针治疗膝关节骨性关节炎临床疗效观察 [D]. 浙江中医药大学, 2016.

［325］Dana Pokorná, Ingrid Poláková, Martina Kindlová, et al. Vaccination with human papillomavirus type16-derived peptides using a tattoo device [J]. Vaccine, 2009, 27 (27): 3519-3529.

［326］Fan Ling, Fu Wenbin, Chen Zhao, et al. Curative effect of acupuncture on quality of life in patient with depression: a clinical randomized single-blind placebo-controlled study [J]. Journal of Traditional Chinese Medicine, 2016, 36 (02): 151-159.

［327］闻慧. 揿针疗法的临床应用 [J]. 上海医药, 2014, 35 (22): 34-35.

［328］田伟, 杨楠, 杨涛. 针灸治疗哮喘临床选穴规律研究 [J]. 河南中医, 2015, 35 (01): 158-159.

［329］陈盼碧, 崔瑾, 王兴桂, 等. 全国名老中医路绍祖耳穴揿针治

疗失眠验案举隅 [J]. 光明中医，2015，30（03）：601-602.

[330] 陈虹林，马界，王霄箫，等. 揿针配合浴足疗法治疗颈源性失眠 49 例观察 [J]. 实用中医药杂志，2015，31（05）：371-372.

[331] 倪伟. 头皮针配合埋皮内针治疗失眠症 60 例疗效观察 [J]. 云南中医中药杂志，2015，36（04）：62-63.

[332] 白岩，陈苏宁，陈丽荣，等. 穴位埋针二白穴治疗混合痔术后疼痛（英文）[J]. World Journal of Acupuncture-Moxibustion，2015，25（01）：59-61.

[333] 牛利文，黄海超. 针灸结合蒙药治疗原发性痛经 36 例 [J]. 中国民族医药杂志，2015，21（04）：33.

[334] 邹昆. 电针配合揿针治疗原发性三叉神经痛 40 例疗效观察 [J]. 大家健康（学术版），2015，9（13）：8-9.

[335] 牛利文，黄海超. 耳针结合腹针治疗原发性痛经 36 例 [J]. 内蒙古中医药，2015，34（07）：82.

[336] 陈利莎，罗婧. 揿针临床应用 2 则 [J]. 四川中医，2015，33（08）：88-89.

[337] 冯雯琪，廖堂宇，赵泳超. 揿针治疗难治性桡骨茎突狭窄性腱鞘炎临床观察 [J]. 四川中医，2015，33（08）：176-177.

[338] 曹玉华，尹旭辉. 揿针结合电针治疗神经根型颈椎病疗效观察 [J]. 山西医药杂志，2015，44（15）：1819-1820.

[339] 岗卫娟，王昕，王芳，等. 国家标准《针灸技术操作规范》制定原则与方法 [J]. 针刺研究，2015，40（04）：326-328.

[340] 乔敏. 揿针治疗急性软组织扭伤疗效观察 [J]. 中国民间疗法，2015，23（10）：16-17.

[341] 李新利. 揿针治疗神经根型颈椎病的疗效观察 [J]. 中国实用医药，2015，10（27）：279-280.

[342] 王子梅. 体针、平衡针、耳穴揿针联合治疗乳腺增生疗效观察 [J]. 中国社区医师，2015，31（27）：103+105.

[343] 王鸣，刘志诚，徐斌. 电针联合揿针治疗肥胖并发高脂血症胃肠腑热型患者良性作用的研究 [J]. 时珍国医国药，2015，26（10）：2432-2435.

［344］苗子庆．针灸单穴治急症的技术要点（下）［N］．中国中医药报，2015-06-10（005）．

［345］范颖．针刺结合皮内针治疗围绝经期失眠的文献及临床研究［D］．广州中医药大学，2015．

［346］吴鲁辉．皮下浅刺法的文献研究［D］．山东中医药大学，2012．

［347］黄泰铮．揿针埋针疗法治疗背肌筋膜疼痛综合征的临床研究［D］．广州中医药大学，2015．

［348］刘海越．从肝肾论治针灸治疗椎动脉型颈椎病的临床研究［D］．辽宁中医药大学，2015．

［349］彭洪莲．五脏俞皮内针疗法对 COPD 稳定期患者生活质量影响的研究［D］．成都中医药大学，2015．

［350］汪晓茹，陶晓雁，陈泽慧，等．针灸治疗青少年近视的临床研究进展［J］．内蒙古中医药，2014，33（01）：118-120．

［351］沈瑾，张大同，裘涛．揿针埋针候气治疗脑卒中后吞咽障碍20例疗效观察［J］．浙江中医杂志，2014，49（02）：127．

［352］吴俊哲，王伟群，苏培基．桂枝加葛根汤配合方便揿针治疗颈型颈椎病急性发作［J］．中国医学创新，2014，11（08）：109-111．

［353］何亚娟．疼痛病人皮内针治疗的研究进展［J］．全科护理，2014，12（06）：492-493．

［354］李颖，陈秀华，陈全新．飞针联合俞穴埋皮内针治疗失眠临床随机对照研究［J］．实用医学杂志，2014，30（04）：631-634．

［355］徐纬，周日花．电针丛刺配合揿针治疗带状疱疹后遗神经痛27例［J］．中国中医药科技，2014，21（01）：9．

［356］王玲，李希荣．艾灸联合皮内针治疗小儿遗尿的疗效观察［J］．黑龙江医药，2014，27（03）：683-684．

［357］沈瑾，徐纬，张大同，等．方便揿针留针候气治疗颈性眩晕57例［J］．浙江中医药大学学报，2014，38（05）：634-636．

［358］周跃，吕珊，王瑞芳，等．甲状腺功能亢进症中医药外治法的临床最新研究进展［J］．中国医药指南，2014，12（22）：76-77．

［359］王晓林．手法穴位扎针、红外线加揿针治疗颈椎病效果分析

[J]．亚太传统医药，2014，10（15）：57-58.

[360] 卢佩斯．撬针围刺配合悬灸与麦粒灸治疗急性期带状疱疹对比研究 [J]．上海针灸杂志，2014，33（09）：829-831.

[361] 田小刚，苏旭东．补肝汤配合撬针治疗陈旧性膝关节内侧副韧带损伤41例 [J]．中医外治杂志，2014，23（05）：64.

[362] 樊志奇．三步阶梯法治强迫症 [N]．中国中医药报，2014-07-17（004）.

[363] 赵亲伟．从内质网途径研究针刺对2型糖尿病胰岛β细胞凋亡的影响 [D]．南京中医药大学，2014.

[364] 庞晓英．从线粒体途径研究针刺对2型糖尿病胰岛β细胞凋亡的影响 [D]．南京中医药大学，2014.

[365] 葛玲玲．针刺治疗2型糖尿病胰岛素抵抗状态的实验和临床研究 [D]．南京中医药大学，2014.

[366] 周海旺．"安眠四穴"皮内针治疗单纯性失眠症46例 [J]．中医外治杂志，2013，22（06）：41.

[367] 付大清，李继恩．电针加撬针治疗高龄老年人膝关节骨性关节炎疗效观察 [J]．中国针灸，2013，33（S1）：20-23.

[368] 郝洋，刘炜宏．新型撬针临床应用偶拾 [J]．中国针灸，2013，33（S1）：87-89.

[369] 梁云武，袁宜勤．针灸治疗失眠的临床研究进展 [J]．中国民族民间医药，2013，22（02）：37-39.

[370] 陈秀华，李颖，奎瑜，等．飞针针刺为主治疗睡眠障碍：临床随机对照研究 [J]．中国针灸，2013，33（02）：97-100.

[371] 程良利．针灸治疗失眠的临床研究近况 [J]．云南中医中药杂志，2013，34（02）：64-66.

[372] 石华锋，罗桂青，李磊．撬针疗法治疗痛证的临床研究进展 [J]．湖南中医杂志，2013，29（05）：148-149.

[373] 朱兆洪，丁柱．皮内针治疗对焦虑症患者睡眠和情绪状态的影响 [J]．辽宁中医药大学学报，2013，15（06）：195-197.

[374] 张立欣，许国．影响针灸疗效的因素分析 [J]．河北中医，2013，35（04）：565-566.

［375］范子文．印堂迎香穴位皮内针法缓解鼻塞［J］．内蒙古中医药，2013，32（14）：47．

［376］孙红卫，杨雪琴．穴位埋线加耳穴埋针治疗哮喘67例［J］．实用医技杂志，2013，20（06）：672-673．

［377］朱元颖，张丽华，潘晓芳．特定穴体针配合耳揿针缓解胰腺癌疼痛和抑郁的临床疗效研究［J］．中国全科医学，2013，16（21）：1923-1926．

［378］孔庆晅，王莉，王英，等．皮内针联合中药治疗失眠随机平行对照研究［J］．实用中医内科杂志，2013，27（05）：141-142．

［379］王会霞，李菊莲．皮内针结合体针治疗原发性三叉神经痛23例［J］．中医外治杂志，2013，22（05）：36-37．

［380］李秉荃．针灸综合疗法治疗颈型颈椎病的临床疗效研究［D］．广州中医药大学，2013．

［381］张国忠，唐立科．针灸推拿合中药治疗面瘫病180例疗效观察［J］．中国社区医师（医学专业），2012，14（01）：203-204．

［382］罗玲，袁成凯，尹海燕，等．国家标准《针灸技术操作规范第8部分：皮内针》编制体会与探讨［J］．中国针灸，2012，32（02）：155-158．

［383］卢念坚．针灸综合治疗方案治疗膝关节骨性关节炎45例疗效观察［J］．新中医，2012，44（03）：93-95．

［384］丁习益，洪珏．皮内针疗法及其在胃病治疗中的应用（英文）［J］．Journal of Acupuncture and Tuina Science，2012，10（02）：120-124．

［385］杨宇华，李俊滔．针刺结合皮内针治疗妊娠期慢性咳嗽1例［J］．新中医，2012，44（06）：145-146．

［386］葛丽丽，王炜，杨佩秋．揿针疗法治疗面肌痉挛80例疗效观察［J］．河北中医，2012，34（08）：1198．

［387］郑蔚．内关穴皮内针埋针对乳腺癌病人化疗恶心、呕吐的影响［J］．护理研究，2012，26（28）：2641-2642．

［388］侯玉茹，钟平，李滋平．皮内针对心脾两虚型失眠症的疗效观察［J］．辽宁中医杂志，2012，39（11）：2267-2270．

［389］侯玉茹．皮内针治疗心脾两虚型失眠症的临床疗效观察［D］．广州中医药大学，2012．

［390］王志红．皮内针治疗膝鹅足滑囊炎21例［J］．中国中医骨伤科

杂志，2011，19（02）：39.

［391］孙玮．皮内针加针刺疗法对神经根型颈椎病的临床疗效观察［D］．广州中医药大学，2011.

［392］丁习益．皮内针疗法的临床应用［J］．上海针灸杂志，2010，29（06）：414-416.

［393］王一红，沈瑾，谢腾．电针、红外线加揿针治疗颈椎病临床观察［J］．浙江中医药大学学报，2010，34（04）：581+584.

［394］张大同，沈瑾．揿针配合运动疗法治疗落枕的临床意义［J］．江西中医药，2010，41（07）：58-59.

［395］李菊莲．阶梯针刺法治疗带状疱疹后遗神经痛临床观察［J］．针灸临床杂志，2010，26（09）：43-44.

［396］林宪军，王栋．皮内针治疗股外侧皮神经炎［J］．中国针灸，2010，30（10）：858.

［397］葛小苏．皮内针治疗颈椎病颈痛的临床研究［D］．广州中医药大学，2010.

［398］刘琪．夹脊穴皮下埋针治疗带状疱疹后遗神经痛55例［J］．陕西中医，2009，30（03）：336.

［399］罗秀英，符文彬．符文彬针灸治疗经验撷要［J］．辽宁中医杂志，2009，36（04）：517-518.

［400］蔡晓刚．中极穴埋针的临床应用［J］．针灸临床杂志，2009，25（08）：29-31+58.

［401］刘泽洪，幸小玲．耳针揿针治疗甲状腺功能亢进伴失眠者40例［J］．陕西中医，2009，30（08）：1055-1056.

［402］常晓娟，徐斌．针刺深度与疗效关系的研究进展［J］．上海针灸杂志，2008，27（12）：48-50.

［403］沈瑾．埋针配合运动疗法治疗急性腰扭伤20例［J］．江西中医药，2008（11）：59-60.

［404］彭科志，向开维，崔瑾．皮内针配合推拿治疗腰椎间盘突出症疗效观察［J］．中国针灸，2008，28（12）：894-896.

［405］路瑶，付希满．推拿合皮内针治疗背肌筋膜炎的临床观察［J］．中国医药指南，2008，6（24）：172-173.

［406］向开维，崔瑾，彭科志．皮内针配合推拿治疗腰椎间盘突出症的临床疗效及生化机理研究［J］．四川中医，2008，26（02）：107-109.

［407］李卫东．皮内针配合中药内服治疗顽固性面瘫疗效观察［J］．光明中医，2008，23（05）：605-606.

［408］梁秀莉．膈俞穴埋皮内针防治中风患者呃逆的护理［J］．辽宁中医药大学学报，2008，10（05）：132-133.

［409］幸小玲．耳穴揿针治疗失眠60例［J］．赣南医学院学报，2008，28（04）：613.

［410］陶纪志．踝三阳皮内针刺配合祛风舒筋丸治疗腰椎间盘突出症100例疗效观察［J］．中国社区医师，2008（18）：42.

［411］姚彦，闵仲生．针灸在皮肤科美容相关疾病中的应用［J］．中国中西医结合皮肤性病学杂志，2008，7（03）：190-192.

［412］袁成凯．皮内针疗法技术操作规范标准研究［D］．成都中医药大学，2008.

［413］彭科志，向开维．皮内针治疗痛症临床运用概况［J］．贵阳中医学院学报，2007，29（01）：36-37.

［414］林惠森．埋针疗法的应用［J］．内蒙古中医药，2007，26（05）：20.

［415］王天俊，王玲玲．埋针疗法的选穴与针法［J］．针灸临床杂志，2007，23（07）：70-71.

［416］崔淑严．针刺配合皮内针治疗周围型面瘫60例［J］．上海针灸杂志，2007，26（09）：33.

［417］苏义生，邵玉梅．耳穴揿针合逍遥丸治疗乳腺增生症20例治疗体会［J］．中国乡村医药，2007，14（12）：38.

［418］白娜．腹结穴埋皮内针防治中风患者便秘的护理［J］．辽宁中医杂志，2007，34（12）：1801-1802.

［419］蔡晓刚．埋针加艾灸治疗遗尿160例［J］．上海针灸杂志，2007，26（12）：30.

［420］郭小云．电针配合皮内针治疗带状疱疹后肋间神经痛32例总结［J］．湖南中医杂志，2006，22（03）：27-28.

［421］郑颖．皮内针疗法临证应用举隅［J］．实用中医内科杂志，

2006, 20 (03): 325-326.

[422] 樊留博, 马利中, 李瀛. 皮内针治疗失眠症的疗效观察 [J]. 上海针灸杂志, 2006, 25 (06): 24.

[423] 王利华, 刘薇, 杨慧英. 揿针针刺耳穴治疗青少年近视 635 例临床分析 [J]. 青岛大学医学院学报, 2006, 42 (04): 294.

[424] 高学军, 刘克军. 针刺辅以揿针治疗面肌痉挛 33 例 [J]. 中国针灸, 2006, 26 (09): 628.

[425] 卢雨微, 吕明庄, 贺志光. 耳穴埋针对血管性痴呆大鼠记忆障碍及 β 淀粉样蛋白表达的影响 [J]. 中国针灸, 2006, 26 (11): 804-808.

[426] 刘冀东. 皮内针治疗不寐 30 例临床观察 [J]. 实用中医内科杂志, 2006, 20 (06): 677.

[427] 李光海. 皮下埋针治疗面肌痉挛的疗效观察 [J]. 针灸临床杂志, 2005, 21 (08): 27.

[428] 臧丽娜, 张玉燕, 於丽娅, 等. 耳穴压贴加合谷皮内针减轻分娩阵痛的研究 [J]. 中国交通医学杂志, 2004, 18 (01): 73-74.

[429] 包大鹏, 孙远征. 皮下埋针治疗寻常痤疮的临床研究 [J]. 针灸临床杂志, 2004, 20 (01): 35-36.

[430] 原昭二等, 李顺花, 肖凯. 针灸对机体免疫机能的增强作用 [J]. 日本医学介绍, 2004, 25 (07): 330-331.

[431] 林冬梅, 刘晓虹, 王丽梅. 皮内针治疗青壮年习惯性便秘 36 例 [J]. 上海针灸杂志, 2004, 23 (10): 44.

[432] Hammer Sandra Jo, Backer Howard, Schechter Robert. Immunization injections [J]. Archives of Pediatrics & Adolescent Medicine, 2004, 158 (07): 708.

[433] Niamtu Joseph. Fat transfer gun used as a precision injection device for injectable soft tissue fillers [J]. Journal of Oral and Maxillofacial Surgery, 2002, 60 (07): 838-839.

[434] Pope Barbara B. Illustrated guide: How to administer subcutaneous and intramuscular injections [J]. Nursing, 2002, 32 (01): 50-51.

[435] 包大鹏. 皮下埋针治疗寻常痤疮的临床研究 [D]. 黑龙江中医药大学, 2004.

［436］王雪峰. 耳穴皮内针配合超短波治疗慢性咽炎 45 例［J］. 中国针灸，2003，23（12）：728.

［437］黄爱华. 耳穴埋针治疗乳房良性肿块 10 例临床观察［J］. 贵州医药，2003，27（06）：572.

［438］冯祯根. 埋针治疗股外侧皮神经炎 73 例［J］. 实用中医内科杂志，2003，17（04）：332-333.

［439］杨国柱，曹欣. 皮内针治疗高脂血症 32 例临床观察［J］. 江苏中医药，2003，24（12）：38-39.

［440］古屋英治. 皮内针对铁人三项比赛后肌痛恢复的疗效［J］. 国外医学：中医中药分册，2003，25（03）：179-180.

［441］古屋英智，榁坤. 皮内针对肩酸痛的疗效［J］. 国外医学：中医中药分册，2003，25（06）：369.

［442］白雪媛. 皮内针治疗便秘［J］. 中国针灸，2002，22（08）：540.

［443］安玉禄. 皮内针治疗小儿遗尿 50 例［J］. 广西中医药，2002，25（06）：40.

［444］潘红玲，许天兵. 皮内针疗法临床应用举隅［J］. 河北中医，2002，24（06）：452-453.

［445］潘山鹰. 皮内针治疗颞颌关节炎 120 例［J］. 河北中医，2002，24（09）：708.

［446］苗金娣，杨永红，张会芳. 脾俞穴埋皮内针治病 44 例疗效观察［J］. 黑龙江医药科学，2002，25（05）：118.

［447］陆春明，吴有宽. 揿针治疗顽固性眉棱骨痛 21 例［J］. 上海针灸杂志，2002，21（03）：46-47.

［448］刘子云，潘桂英，崔雅飞. 皮内针治疗肛肠病术后疼痛 120 例［J］. 针灸临床杂志，2002，18（06）：14.

［449］汤秀芳. 耳穴皮内针配合中药治疗慢性咽炎 40 例［J］. 四川中医，2002，20（05）：77.

［450］田从豁，李以松，杨宏. 皮下埋针治疗哮喘的初步观察［J］. 中国针灸，2002，22（03）：153-154.

［451］古屋英智. 用皮内针刺激压痛点对肩酸痛的疗效［J］. 国外医学（中医中药分册），2002，24（01）：56.

［452］郭媛，王鹏．针刺配合揿针治疗面肌痉挛 26 例［J］．新中医，2001，33（02）：45.

［453］杨佩秋，葛丽丽，韩志新．揿针治疗面神经麻痹 53 例疗效观察［J］．现代康复，2001，5（15）：123.

［454］张风华．皮内针治疗不寐 29 例［J］．针灸临床杂志，2001，17（01）：31.

［455］胡奋强．皮内针治疗三叉神经痛 53 例［J］．针灸临床杂志，2001，17（04）：39-40.

［456］余道俊．揿针、药物外擦及 TDP 治疗面肌痉挛 60 例［J］．针灸临床杂志，2001，17（06）：19.

［457］刘治民．电针加皮内针治疗周围性面神经麻痹 32 例［J］．针灸临床杂志，2001，17（12）：30.

［458］尚荣，徐芬，韦桂晔．磁性皮内针内关穴防治室上性心律失常 38 例［J］．中医研究，200114，（04）：62-63.

［459］梅洁．皮内针对运动时疼痛患者的即刻效果［J］．国外医学（中医中药分册），2001（01）：60.

［460］郑敏，郝秀兰，李春梅，等．揿针治疗慢性前列腺炎 30 例［J］．中国针灸，2000（01）：12.

［461］宿秀英，于玉华，隋峰．皮肤针结合皮内针治疗面肌痉挛 13 例［J］．针灸临床杂志，2000，16（08）：32-33.

［462］杨立柱．皮内针耳穴埋藏治疗儿童遗尿症 30 例［J］．中国民间疗法，2000，8（05）：16.

［463］Horta W A, Teixeira Mde S. Parenteral injections［J］. Revista da Escola de Enfermagem da USP, 1973, 7（01）：46.

［464］Vaughan J P, Menu J P, Lindqvist K J, et al. Percutaneous BCG immunization trial using the WHO. bifurcated needle［J］. The Journal of tropical medicine and hygiene, 1973, 76（06）：143.

［465］Leithäuser, D. Experiences with a needleless injection system. Immunotherapy without needle fear［J］. MMW‐Fortschritteder Medizin, 2000, 142（37）：61.

［466］DawkinsL, BrittonD, JohnsonI, et al. A randomized trial of winged

Vialon cannulae and metal butterfly needles［J］. International Journal of Palliative Nursing, 2000, 6（03）：110-116.

［467］丁敏，邱玉霞，袁军. 耳穴皮内针与药物治疗痛经疗效对比观察［J］. 中国针灸，1998，18（12）：729-730.

［468］王长来，杜小庆. 皮内针治疗失眠210例［J］. 成都中医药大学学报，1998，21（01）：25-26.

［469］缪希寿. 揿针治疗小儿遗尿临床观察［J］. 福建中医药，1998，29（01）：18.

［470］王军. 踝针埋入法治坐骨神经痛［J］. 河南中医，1998（06）：382.

［471］黄金莲. 皮内针刺列缺穴治疗遗尿36例［J］. 针灸临床杂志，1998，14（11）：31-32.

［472］吴超，晏丽，程立，等. 皮内针临证应用举隅［J］. 中医函授通讯，1998，17（05）：41-42.

［473］葛丽丽，杨佩秋，韩志新. 揿针疗法治疗面肌痉挛30例［J］. 中国针灸，1999（02）：14.

［474］王建瑞，张本芳. 皮内针治疗小儿遗尿80例［J］. 中国针灸，1999（10）：608.

［475］杨仲歧. 揿针治疗面肌痉挛65例［J］. 辽宁中医学院学报，1999，1（03）：192.

［476］冯木兰. 耳穴贴压揿针治疗青年痤疮161例临床观察［J］. 内蒙古中医药，1999（04）：27.

［477］丁习益. 皮内针穴位埋置治疗癫痫36例［J］. 上海针灸杂志，1999，18（02）：20-21.

［478］符文彬，张波. 癌痛的针灸治疗思路［J］. 上海针灸杂志，1999，18（04）：32-33.

［479］Rich J D, Dickinson B P, Carney J M, et al. Detection of HIV-1 nucleic acid and HIV-1 antibodies in needles and syringes used for non-intravenous injection［J］. AIDS, 1998, 12（17）：2345-2350.

［480］ElorzaArizmendi J F, FayosSoler J L, FerriolsGil E, RomeroAndreuI, TacónsMateuJ. Treatment protocol for accidental puncture with syringe needles used by parenteral drug addicts ［J］. Anales Espanoles De Pediatria, 1989, 30（03）: 201-205.

［481］Ipp M M, Gold R, Goldbach M, et al. Adverse reactions to diphtheria, tetanus, pertussis-polio vaccination at 18 months of age: Affect of injection site and needle length ［J］. Pediatrics（English Edition）, 1989, 83（05）: 679-782.

［482］白士良. 皮内针治疗急慢性疼痛 42 例 ［J］. 中国针灸, 1996, 16（11）: 39.

［483］刘卫英, 邓元江. 耳穴埋针治疗神经性皮炎 78 例疗效观察 ［J］. 湖南中医学院学报, 1996, 16（03）: 65-66.

［484］李有法, 胡培林. 皮内针治疗胸胁迸伤 124 例 ［J］. 上海针灸杂志, 1996, 15（03）: 250.

［485］张雪华. 皮部理论在临床治疗及预防保健中的运用 ［J］. 南京中医药大学学报, 1996, 12（03）: 34-36.

［486］孙治东, 王娟娟. 肺俞穴留置皮内针治疗肩周炎 ［J］. 中国针灸, 1997（03）: 172.

［487］李和, 杨文炎. 耳压配合揿针治疗面肌痉挛 62 例 ［J］. 上海针灸杂志, 1997, 16（02）: 25.

［488］王长来. 皮内针治疗失眠 210 例疗效观察 ［J］. 现代临床医学, 1997（03）: 183.

［489］郭昌仁. 耳垂前皮内针埋藏治疗面肌痉挛 ［J］. 针灸临床杂志, 1997（08）: 27.

［490］路变珍, 孙润宝. 芒针加耳穴埋针治疗前列腺增生症 14 例 ［J］. 针灸临床杂志, 1997, 13（12）: 27-28.

［491］宋京英. 揿针治疗偏头痛 52 例 ［J］. 陕西中医, 1994（03）: 129.

［492］肖德堂. 揿针单穴治疗慢性顽固性腹泻 68 例 ［J］. 中国针灸, 1994（S1）: 299-300.

［493］刘宝华, 孟宪典. 皮内针治疗"肩周炎" 100 例观察 ［J］. 颈腰痛杂志, 1994, 15（04）: 232-233.

［494］车宗贵, 陈淑凤, 杨启荣. 针刺治疗近视疗效分析 ［J］. 上海针灸杂志, 1994, 13（05）: 213-214.

［495］胡兴立．皮内针治疗过敏性鼻炎［J］．针灸临床杂志，1994（01）：46.

［496］黄子建．皮内撳针治疗肋骨软骨炎［J］．针灸临床杂志，1994（01）：46-47.

［497］李英林．皮下埋皮内针治疗荨麻疹30例［J］．中国民间疗法，1994（03）：6.

［498］马素珍．套管针皮下埋针法的临床应用［J］．空军医高专学报，1995（04）：249.

［499］刘宝华，孟宪典．中西医结合治疗颈椎综合症260例观察［J］．颈腰痛杂志，1995，16（02）：116.

［500］王贵义，陶景珊．皮内针治疗眼睑跳动30例［J］．内蒙古中医药，1995（S1）：48.

［501］刘正华．耳穴埋针治疗痤疮46例［J］．上海针灸杂志，1995（02）：94.

［502］费依合．头皮撳针治疗小儿腹泻32例［J］．针灸临床杂志，1995（02）：31.

［513］张永红．自制皮内针临床应用举隅［J］．针灸临床杂志，1995（03）：18.

［504］吴维平，善国臣．皮内针治疗面神经麻痹［J］．针灸临床杂志，1995，（Z1）：26.

［505］胡兴立，易明．皮内针治疗足跟痛20例［J］．实用中医药杂志，1995（02）：46.

［506］赵益民．耳穴埋皮内针用于美容142例［J］．中国针灸，1990（01）：15-16.

［507］刘桂良，楼星煌．耳穴埋针治疗肢幻觉症［J］．贵阳中医学院学报，1990（03）：36.

［508］杜元灏，艾炳蔚．撳针治疗面肌痉挛45例［J］．陕西中医，1990（12）：554.

［509］蔡守良．皮内针治疗产后桡骨茎突疼痛24例［J］．福建中医药，1990（05）：57.

［510］朱春华，林学武．皮下埋针治疗痛证的效果观察［J］．中医临

床与保健，1991，3（03）：5-6.

［511］杨文芸．皮内针的临床应用（附 100 例疗效观察）［J］．铁道医学，1991，19（01）：49-50.

［512］韩露霞，郭彬．皮内针治疗遗尿症 205 例［J］．人民军医，1993（03）：34-35.

［513］陈俊军．穴位埋置皮内针治疗网球肘［J］．中国针灸，1993（02）：28.

［514］孟慧．皮内针治疗遗尿症 205 例［J］．新医学，1993（10）：557.

［515］胡兴立．皮内针治疗前列腺炎 26 例报告［J］．湖南中医杂志，1993（05）：41.

［516］郭英民，郭诚杰．皮内针治疗乳腺增生 40 例临床疗效观察［J］．针灸临床杂志，1993（Z1）：14.

［517］Martin K. Use of the butterfly needle for subcutaneous injections for the surgical patient［J］. AARN Nnewsletter，1990，46（10）：27.

［518］李美琪．痛点皮内埋针治疗网球肘［J］．江苏中医杂志，1985（10）：9.

［519］李振基．皮内针和温灸辅助治疗小儿肺炎 50 例［J］．陕西中医，1986（10）：457.

［520］潘银根．皮内针治疗屈光不正 78 例［J］．广西中医药，1986（02）：31.

［521］刘桂良．耳穴埋针治疗肢幻觉症［J］．云南中医杂志，1986（03）：35.

［522］田中茂，樋本正道，江田元一，等．谈使用皮内针缩短分娩时间［J］．新中医，1987（05）：34+40.

［523］何思纯，甘维生．膈俞穴埋针治疗腕关节扭伤［J］．江西中医药，1987（05）：57.

［524］武承迅，杨丽玲，武永妙，等．耳穴埋针治疗学生考场综合征 200 例疗效观察［J］．针灸学报，1987（01）：12-13.

［525］仲跻尚．皮内针对部分皮肤病治疗经验介绍［J］．中医杂志，1987（06）：37.

［526］黄瑞彬．皮内针治疗慢性腰肌劳损 30 例［J］．黑龙江中医药，

1988（06）：35.

［527］顾毅，华延龄．皮内针治疗颞下颌关节紊乱综合征 30 例［J］．上海针灸杂志，1988（04）：36.

［528］郝书祖．皮内针治疗软组织损伤 52 例临床观察［J］．陕西中医函授，1988（06）：34-35.

［529］于卫东，张天渝．国内外中医药戒烟研究的进展［J］．中医药信息，1988（06）：18-20.

［530］武承迅，杨丽玲，武永妙，等．耳穴埋针治疗考场综合征 200 例疗效观察［J］．中国针灸，1989（03）：22-23.

［531］李杰．耳针疗法（二）［J］．中国社区医师，1989（03）：25.

［532］Angelos Mark G，Sheets Clifton A，Zych Paul R. Needle emboli to lung following intravenous drug abuse［J］．1986，4（05）：391-396.

［533］王兆范．皮内针固定治疗功能性遗尿症［J］．河南中医学院学报，1979（04）：39.

［534］徐振烈．皮内针之制造［J］．人民军医，1959（11）：864.

［535］高福来，梅子英．使用皮内针可缩短产程［J］．河南中医，1983（06）：25+46.

［536］包凤芝．皮内针治疗良性肿瘤 30 例初步观察［J］．中国针灸，1982（02）：15.

［537］高冈松雄，铃木武德，春山广辉，等．后阵痛、月经痛的皮内针疗法（原载“汉方の临床”1957 年 3 月号）［J］．上海中医药杂志，1957（10）：45-46.

［538］于格．“皮内针”治疗 10 例的初步观察［J］．江苏中医，1958（04）：43-44.

［539］于凌云．用皮内针埋于疼痛部之经穴上的效果观察初步报告［J］．江苏中医，1958（07）：31-32.

［540］王品三．“缪刺”在临床观察上的初步体会［J］．中医杂志，1958（04）：269+259.

［541］胡武光．应用经穴测定仪，以皮内针术为主治疗诸种疼痛的初步报道［J］．上海中医药杂志，1959（02）：28-29.

［542］牛正晰，胡灶坤，陈树民．耳针疗法在临床应用的疗效观察

［J］. 江西中医药, 1959（10）：24-25.

　［543］黄兰芝. 用皮内针治疗腱鞘囊肿［J］. 江苏中医, 1959
（11）：38.

　［544］张文鑫. "皮内针"的治验介绍［J］. 福建中医药, 1959
（03）：22-23.

　［545］文理真. 皮下埋针治疗颜面神经麻痹［J］. 黑龙江医刊, 1959
（07）：52-53.

　［546］戚淦. 介绍电揿针疗法［J］. 江苏中医, 1961（04）：28-29+41.

　［547］崔玉保. 试用皮下埋针法治疗80例颜面神经麻痹的临床经验
［J］. 上海中医药杂志, 1963（10）：36.

　［548］戚淦, 杨惠祖. 介绍皮内针治疗疟疾［J］. 江苏中医, 1963
（05）：41.

　［549］钱可久. 近年来中医治疗面神经麻痹的概况［J］. 上海中医药
杂志, 1964（08）：33-35.

　［550］黄宗勖. 毫针配合皮内埋针法治疗头痛60例疗效介绍［J］. 福
建中医药, 1965（06）：27-28.

　［551］曾立昆. 皮内埋针的临床治验简介［J］. 广东医学, 1965
（05）：30-31.

　［552］长野丸山薰, 洪嘉禾. 关于五十肩的皮内针治疗［J］. 广东医
学, 1965（06）：34-35.

　［553］. 皮内针治疗夜尿症［J］. 广西卫生, 1975（05）：24.

　［554］. 皮内针治疗跟骨骨刺六例介绍［J］. 辽宁医学杂志, 1976
（02）：43.

　［555］秦万章. 关于眼、口、生殖器三联症的针刺反应［J］. 国际皮
肤性病学杂志, 1976（03）：160.

　［556］彭静山. 对于经络学说的初步理解［J］. 新医药学杂志, 1978
（11）：43-45.

　［557］高飞. 耳针治疗肥胖症［J］. 山东中医学院学报, 1979
（01）：20.

　［558］宋麒, 谢启梅, 郭志远. 皮下埋针治疗慢性腰痛［J］. 江西中
医药, 1980（03）：67.

［559］杨庆华. 皮内或皮下埋针为主治疗软组织扭挫伤［J］. 体育科技资料，1980（20）：24-27.

［560］陈杰，向明英. 366 例地方甲状腺肿皮下埋针治疗观察［J］. 河南医药，1980（01）：10-11.

［561］宋麒，谢启梅，郭志远. 皮下埋针治疗慢性腰痛［J］. 江西中医药，1980（03）：21-23.

［562］涂洪章. 应用皮内针缩短分娩时间［J］. 国外医学·妇产科学分册，1983（02）：117-118.

［563］刘桂春. 皮内埋针治疗各种疼痛初步观察［J］. 北京医学院学报，1984（01）：29.

［564］Brown H M, Su S, Thantrey N. Prick testing for allergens standardized by using a precision needle［J］. Clinical Allergy, 1981, 11（01）：95-98.

［565］DarmangerAM, NekzadSM, KuisM, et. al. BCG vaccination by bifurcated needle in a pilot vaccination programme［J］. World Health Organization. 1977, 55（01）：49-61.

［566］Koutsonanos Dimitrios G, Compans Richard W, Skountzou Ioanna. Targeting the skin for microneedle delivery of influenza vaccine［J］. Advances in Experimental Medicine and Biology, 2013, 785.

［567］Logomasini Mark A, Stout Richard R, Marcinkoski Ron. Jet injection devices for the needle-free administration of compounds, vaccines, andotheragents［J］. International Journal of Pharmaceutical Compounding, 2013, 17（04）：270-280.

［568］Brownsberger C N. Injection site leakage of neuroleptics［J］. Journal of Clinical Psychiatry, 1988, 49（01）：39.

［569］Malevich O E, Kozachenko I I, Korolenko A S. Amulti-needle injector for sclerosing therapy of hemangiomas［J］. Vestnik Khirurgii imeni I. I. Grekova, 1988, 140（05）：114-115.

［570］Edlich R F, Smith J F, Mayer N E, et al. Performance of disposable needle syringe systems for local anesthesia［J］. The Journal of Emergency Medicine, 1987, 5（02）：83-90.

［571］Jarrahian Courtney, Annie Rein‐WestonAnnie, Saxon Gene, et al. Vial usage, device dead space, vaccine wastage, and doseaccuracy of intradermal delivery devices for inactivated poliovirus vaccine (IPV) ［J］. Vaccine, 2017, 35 (14): 1789‐1796.